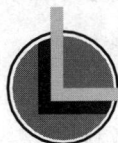

亚健康专业系列教材

少儿亚健康推拿调理

主 编 孙德仁

中国中医药出版社
·北京·

图书在版编目（CIP）数据

少儿亚健康推拿调理/孙德仁主编 . —北京：中国中医药出版社，2010. 7 （2023.2 重印）
（亚健康专业系列教材）
ISBN 978 - 7 - 5132 - 0037 - 0

Ⅰ . ①少… Ⅱ . ①孙… Ⅲ . ①小儿疾病 - 按摩疗法（中医）- 医学院校 - 教材
Ⅳ . ①R244. 1

中国版本图书馆 CIP 数据核字（2010）第 117233 号

中 国 中 医 药 出 版 社 出 版
北京经济技术开发区科创十三街 31 号院二区 8 号楼
邮政编码　100176
传真　010-64405721
保定市中画美凯印刷有限公司印刷
各地新华书店经销
*
开本 787×1092　1/16　印张 11.75　字数 234 千字
2010 年 7 月第 1 版　　2023 年 2 月第 6 次印刷
书　号　ISBN 978 - 7 - 5132 - 0037 - 0
*
定价　36. 00 元
网址　www. cptcm. com

《亚健康专业系列教材》
丛书编委会

■

总 审 定	王永炎
主 任 委 员	孙　涛
副主任委员	项　平　孙光荣　朱　嵘
总 主 编	何清湖
副 总 主 编	王天芳　朱　嵘　蒋文明
编　　　委	（以姓氏笔画为序）

丁　辉	于　文	于雅婷	王　超	王　斌	王小宁
王天芳	王永炎	宁德斌	朱　嵘	刘　津	刘平安
刘东波	刘保延	刘朝圣	孙　涛	孙光荣	李江山
李铁浪	肖子曾	何丽云	何清湖	宋炜熙	张炳填
武留信	欧阳建军	罗　仁	周国平	庞　军	项　平
钟　艳	胥永会	袁长津	莫颖莉	唐　路	郭建生
曾　强	蒋文明	谢　庆	谢梦洲	鲁耀邦	雷晓明
谭　楣	谭兴贵	熊宁宁	樊新荣	瞿岳云	

学 术 秘 书	刘朝圣　樊新荣

序

医学朝向健康已是不争的事实了，健康是人全面发展的基础。在我国为实现"人人享有基本医疗卫生服务"的目标，提高国民健康水平，促进社会和谐发展，必须建立比较完善的覆盖城乡居民的基本医疗卫生制度和服务网络，推动卫生服务利用的均等化，逐步缩小因经济社会发展水平差异造成的健康服务不平等现象。有鉴于我们是发展中的人口大国，是穷国办大卫生，长期存在着有限的卫生资源与人民群众日益增长的医疗保健需求之间的矛盾，医疗卫生体系面临着沉重的压力。为了缓解这种矛盾和压力，国家提出了医疗卫生保健工作"重点前移"和"重心下移"的发展战略，以适应新时期大卫生的根本要求。中医药是整体医学，重视天人相应、形神一体，以辨证论治为主体，以治未病为核心，在医疗卫生保健过程中发挥着重大的作用。毋庸置疑，亚健康是健康医学的主题之一，致力于亚健康专门学问的系统研究，厘定亚健康的概念，规范亚健康防治措施与评价体系，编写系列教材培育人才，对于弘扬中医药学原创思维与原创优势具有重要的现实意义，确是一项功在千秋的大事业，对卫生工作重点移向维护健康，重心移向广大民众，尤其是九亿农民，从而大幅提高全民健康水平也有积极的作用。

回顾上个世纪西学东渐，知识界的先驱高举科学民主的旗帜，破除三纲五常，推进社会改革，无疑对国家民族的繁荣具有积极意义。然而二元论与还原论的盛行也冲击着传统的优秀的中华文化，致使独具深厚文化底蕴的中医药学随之停滞不前，甚而有弃而废之的噪声。幸然，清华与西南联大王国维、陈寅恪、梁启超、赵元任与吴宓等著名学者大师虽留学西洋，然专心研究哲学文史，大兴国学之风，弘扬中华文化之精髓，其功德至高至尚，真可谓"与天壤同久，共三光而永光"，令吾辈永远铭记。中医中药切合国情之需，民众渴望传承发扬。当今进入新世纪已是东学西渐，渗透融合儒释道精神，以整体论为指导的中医药学，其深化研究虽不排斥还原分析，然而提倡系统论与还原论的整合，将综合与分析、宏观与微观、实体本体论与关系本体论链接，共同推动生物医药科学的发展，为建立统一的新医学、新药学奠定基础。晚近，医界学人与管理者共识：治中医之学，必当遵循中医自身的规律，然则中医自身规律是什么？宜广开言路，做深入思考与讨论。我认为中医学是自然哲学引领下的整体医学，其自身规律是自适应、自组织、自调节、自稳态的目标动力系统，其生长发育、维护健康与防治疾病均顺应自然。中国古代自然哲学可用太极图表达，其平面是阴阳鱼的示意图。其阐释生命科学原理是动态时空、混沌一气、高速运动着的球体，边界不清，色泽黑白不明。人身三宝精、气、神体现"大一"，蛋白质组学、基因组学对生命本质的研究体现"小一"，论大一而无外，小一而无内；大一寓有小一，小一蕴育大一；做大一拆分为小一分析，做小一融汇为大一综合。学习运用"大一"与"小一"的宇宙观，联系人体健康的维护和疾病的防治，尤其对多因素多变量的现代难治病进行辨证论治的复杂性干预的方案制定、疗效评价与机理发现具有指导作用。

哲学是自然科学与社会科学规律的总结，对文化艺术同样重要。当代著名画家范曾先生讲，"中国画是哲学，学哲学出智慧，用智慧作画体现'大美'"。推而广之，西方科学来自实验，以逻辑思维为主体，体现二元论、还原论的方法学；东方科学观察自然，重视形象思维与逻辑思维相结合，体现一元论、系统论的方法学。当下中医药的科学研究是从整体出发的拆分，拆分后的微观分析，再做实验数据的整合，可称作系统论引导下的还原分析。诚然时代进步了，牛顿力学赋予科学的概念，到量子力学的时代不可测量也涵盖在"科学"之中了。同样中医临证诊断治疗的个体化，理法方药属性的不确定性，正是今天创新方法学研究的课题。中医学人必须树立信心，弘扬原创的思维。显而易见，既往笼罩在中医学人头上"不科学"的阴霾今天正在消散，中医药学的特色优势渐成为科技界的共识，政府积极扶持，百姓企盼爱戴，在全民医疗卫生保健事业中，中医药将发挥无可替代的作用。

《亚健康专业系列教材》编委会致力于亚健康领域学术体系的深化研究，从理念到技术，从基础到临床，从预防干预到治疗措施，从学术研究到产业管理等不同层面进行全方位的设计，突出人才培养，编写了本套系列教材。丛书即将付梓，邀我作序实为对我的信任。感佩编著者群体辛勤耕耘，开拓创新的精神，让中医学人互相勉励，共同创造美好的未来。谨志数语，爰为之序。

王永炎
2009年2月

（王永炎 中国工程院院士 中国中医科学院名誉院长）

前　言

亚健康状态是一种人体生命活力和功能的异常状态，不仅表现在生理功能或代谢功能的异常，也包含了心理状态的不适应和社会适应能力的异常，其最大的特点就是尚无确切的病变客观指征，但却有明显的临床症状。这种处于健康和疾病之间的状态，自20世纪80年代被前苏联学者称为"第三状态"这个新概念以来，得到国内越来越多学者的认同与重视，并将其称之为"亚健康状态"。亚健康主要表现在三个方面，即身体亚健康、心理亚健康和社会适应能力亚健康。亚健康是一个新概念，"亚健康"不等于"未病"，是随着医学模式与健康概念的转变而产生的，而"未病"的概念是与"已病"的概念相对而言的，即非已具有明显症状或体征的疾病，亦非无病，而是指机体的阴阳气血、脏腑功能失调所导致的疾病前态或征兆。因此未病学主要讨论的是疾病的潜伏期、前驱期及疾病的转变或转归期等的机体变化，其宗旨可概括为"未病先防，既病防变"，从这一点上看可以说中医"未病"的内涵应当是包括了亚健康状态在内的所有机体阴阳失调但尚未致病的状态。总体上讲，亚健康学是运用中医学及现代医学与其他学科的理论知识与技能研究亚健康领域的理论知识、人群状态表现、保健预防及干预技术的一门以自然科学属性为主，涉及心理学、社会学、哲学、人文科学等多个领域的综合学科。

随着社会的发展和科学技术的进步，人们完全突破了原来的思维模式。医学模式也发生了转变，从原来的"纯生物模式"转变为"社会－心理－生物医学模式"，使得西医学从传统的"治疗型模式"转变为"预防、保健、群体和主动参与模式"；另外，世界卫生组织对健康提出了全面而明确的定义："健康不仅是没有疾病和虚弱，而且是身体上、心理上和社会适应能力上三方面的完美状态。"从而使对健康的评价不仅基于医学和生物学的范畴，而且扩大到心理和社会学的领域。由此可见，一个人只有在身体和心理上保持健康的状态，并具有良好的社会适应能力，才算得上是真正的健康。随着人们的观念进一步更新，"亚健康"这个名词已经越来越流行，你有时感觉心慌、气短、浑身乏力，但心电图却显示正常；不时头痛、头晕，可血压和脑电图没有什么问题，这时你很可能已经处于"亚健康"状态。

据中国国际亚健康学术成果研讨会公布的数据：我国人口15%属于健康，15%属于非健康，70%属于亚健康，亚健康人数超过9亿。中国保健科技学会国际传统医药保健研究会对全国16个省、直辖市辖区内各百万人口以上的城市调查发现，平均亚健康率是64%，其中北京是75.31%，上海是73.49%，广东是73.41%，经济发达地区的亚健康率明显高于其他地区。面对亚健康状态，一般西医的建议都是以改善生活或工作环境为主，如合理膳食、均衡营养以达到缓解症状的目的，但是需要的时间比较长，且依赖个人的自律。而中医的特色在于可以不依赖西方医学的检测，只根据症状来调整。它的理念是"整体观念，辨证论治"，随着被治疗者的年龄、性别、症状等的不同，调理和干预的方法也各不相同。中医更强调把人当作一个整体，而不是"头痛医头，脚痛医脚"。因为亚健康状态本身就是一种整体功能失调的表现，所以中医有其独到之处。中医理论认为，健康的状态就是"阴平阳秘，精神乃治"，早在《内经》中就有"不治已病治未病"的论述，因此调整阴阳平衡是让人摆脱亚健康状态的总体大法。

社会需求是任何学科和产业发展的第一推动力，因此，近几年来亚健康研究机构和相关服务机构应运而生，蓬勃发展。但由于亚健康学科总体发展水平还处于起步阶段，目前的客观现状还是亚健康服务水平整体低下，亚健康服务手段缺乏规范，亚健康服务管理总体混乱，亚健康专业人才严重匮乏，尤其是亚健康专业人才的数量匮乏和质量低下已成为制约亚健康事业发展的瓶颈。突出中医特色，科学构建亚健康学科体系，加强亚健康专业人才的培养，是促进亚健康事业发展的一项重要工作。由此，我们在得到国家中医药管理局的专题立项后，在中和亚健康服务中心和中国中医药出版社的支持下，以中华中医药学会亚健康分会、湖南中医药大学为主，组织百余名专家、学者致力于亚健康学学科体系构建的研究，并着手编纂亚健康专业系列教材，以便于亚健康人才的培养。该套教材围绕亚健康的中心主题，以中医学为主要理论基础，结合现代亚健康检测技术和干预手段设置课程，以构筑亚健康师所必备的基础知识与能力为主要目的，重在提升亚健康师的服务水平，侧重培训教材的基础性、实用性和全面性。读者对象主要为亚健康师学员和教师；从事公共健康的专业咨询管理人员；健康诊所经营管理人员；从事医疗、护理及保健工作人员；从事保健产品的生产及销售工作人员；从事公共健康教学、食品教学的研究与宣教人员；大专院校学生及相关人员；有志于亚健康事业的相关人员。

亚健康专业系列教材包括 10 门课程，具体为：

（1）《亚健康学基础》，为亚健康学科体系的主干内容之一。系统介绍健康与亚健康的概念、亚健康概念的形成和发展、亚健康的范畴、亚健康的流行病学调查、未病学与亚健康、亚健康的中医辨证、中医保健养生的基本知识、亚健康的检测与评估、健康管理与亚健康、亚健康的综合干预、亚健康的研究展望等亚健康相关基础理论。

（2）《亚健康临床指南》，为亚健康学科体系的主干内容之一。针对亚健康人群常见症状、各种证候群和某些疾病倾向，介绍相对完善的干预方案，包括中药调理、饮食调理、针灸调理、推拿按摩、运动调理、心理调理、音乐调理等。

（3）《亚健康诊疗技能》，为亚健康学科体系的主干内容之一。介绍临床实用的亚健康诊疗技能，如各种中医常见诊断方法、常用心理咨询的一般理论与方法技巧、各种检测仪器与干预设备、针灸、火罐、水疗、推拿按摩、刮痧、整脊疗法、气功等。

（4）《中医学基础》，为亚健康学科体系的辅修内容之一。系统介绍中医的阴阳学说、五行学说、气血津液学说、藏象学说、病因病机学说、体质学说、经络学说、治则与治法、预防和养生学说、诊法、辨证等中医基础理论。

（5）《中医方药学》，为亚健康学科体系的辅修内容之一。着重介绍与亚健康干预关系密切的常用中药和常用方剂的功效、主治、适应证及注意事项等。

（6）《中医药膳与食疗》，为亚健康学科体系的辅修内容之一。以中医药膳学为基础，重点介绍常见亚健康状态人群宜用的药膳或食疗方法及禁忌事项。

（7）《保健品与亚健康》，为亚健康学科体系的辅修内容之一。介绍亚健康保健品的研发思路及目前市场常用的与亚健康相关的保健品。

（8）《足疗与亚健康》，为亚健康学科体系的辅修内容之一。着重介绍亚健康足疗的基本概念、机理、穴位、操作手法及适应的亚健康状况。

（9）《亚健康产品营销》，为亚健康学科体系的辅修内容之一。介绍一般的营销学原理、方法与语言沟通技巧，在此基础上详细介绍亚健康产品营销技巧。

（10）《亚健康管理》，为亚健康学科体系的辅修内容之一。包括国家的政策法规、亚健康服务机构的行政管理、亚健康服务的健康档案管理等。

在亚健康学学科体系构建的研究和亚健康专业系列教材的编纂过程中，得到了王永炎院士的悉心指导，在此表示衷心感谢！由于亚健康学科体系的研究与教材的编写是一项全新而且涉及多学科知识的艰难工作，加上我们的水平与知识所限，时间匆促，其中定有不如人意之处，好在任何事情均有从无到有，从不成熟、不完善到逐渐成熟和完善的过程，真诚希望各位专家、读者多提宝贵意见，权当"射矢之的"，以便第二版修订时不断进步。

何清湖

2018 年 2 月于湖南中医药大学

《少儿亚健康推拿调理》编写委员会

编写说明

少儿亚健康是指少儿介于健康与疾病之间的一种状态。表现为在一定时间内出现活力降低、功能和适应能力减退的症状，如食欲不振、口臭、夜眠不安、小便黄、手足心热、大便不调等，而且不符合临床或亚临床诊断标准。

少儿亚健康对少儿的健康成长及家庭、社会甚至国家的未来都将产生严重的负面影响。并且少儿亚健康对少儿造成的危害在某种程度上讲比成人更为严重，往往更接近疾病状态。少儿亚健康的产生除了先天体质禀赋、后天饮食调理等因素外，还和家庭生活水平、生长环境、社会环境、学校和家长的教育方式等密切相关。少儿亚健康如不及时干预，与成人相比，更容易发展为疾病；如果采取积极有效的综合干预，也更容易使机体恢复到健康状态。

少儿亚健康推拿调理就是运用独特的推拿医技手法，在少儿体表特定的穴位、触摸做功产生一定的能量，通过信息传递，改善少儿机体的内环境，调节少儿各脏腑器官的功能状态，达到提高免疫力、增强抗病能力、保健身体及防治少儿亚健康的目的。本书在介绍少儿亚健康的调理方法时，除推拿调理外，还介绍了食疗、生活方式调理等综合干预方法，供临床应用时参考，以期达到更好的效果。

利用推拿调理来调整少儿亚健康状态有着悠久的历史和广泛的医疗实践基础，是对少儿亚健康进行干预的有效方法，而且越来越受到家长和医务人员的重视。因此，编写《少儿亚健康推拿调理》一书，对于普及和指导对少儿亚健康的干预，显得非常重要。

从战略的高度和长远的角度来看，少儿亚健康推拿调理是一个节约资源、绿色环保的健康工程。需要我们不断努力探索、完善和提高，以达到让少儿健康快乐，减少疾病，全面提升国民身体素质的目的。少儿是祖国的花朵，是民族的未来，为少儿创造一个宽松、愉快、幸福、健康的成长环境是我们每个人的责任和义务。

由于少儿亚健康是一个全新的概念，可供参考的资料较少。同时少儿亚健康推拿调理的教材为首次编写，虽经编写人员的共同努力，但因时间仓促，水平有限，不妥之处在所难免，敬请广大读者和同仁提出宝贵意见，以便今后再版时进一步丰富和完善。

编　者

2010 年 3 月

目 录
CONTENTS

第一章 少儿亚健康概述

第一节 少儿亚健康基本概念

一、健康的概念

人们对健康的理解是随时代的进步而不断变化的。最早人们认为无病就是健康，到20世纪30年代人们将健康理解为结实的体格，具有完善的生理功能并充分地发挥其作用。那么健康到底是什么呢？世界卫生组织在其《宪章》中给健康下的定义是：健康不仅是指没有疾病或身体虚弱的状态，而且要有健全的身心状态和社会适应能力。健康不仅是个人幸福及家庭幸福的基础，也是人类物质生产的基础；人民的健康是一个国家和民族的荣耀；同时健康也是美的一个方面，是人类的第一需要。

（一）世界卫生组织提出了衡量人体健康的十条标准

1. 精力充沛，能从容不迫地应付日常生活、学习和工作。
2. 处事乐观，态度积极，乐于承担责任，不挑剔。
3. 善于休息，睡眠良好。
4. 应变能力强，能适应各种环境的变化。
5. 对一般感冒和传染病有一定的抵抗能力。
6. 体重适当，体形均匀，头臂臀位置协调。
7. 眼睛明亮，反应敏锐，眼睑不发炎。
8. 牙齿清洁，无缺损，无疼痛，齿龈颜色正常，无出血。
9. 头发光泽，无头屑。
10. 肌肉皮肤富有弹性，走路轻松。

（二）影响健康的因素

1. 各种致病因素

如生物因素，物理因素，化学因素（各种农药、食品添加剂、劣质化妆品和日用品），镇静剂和成瘾毒品，一些社会因素。

2. 机体自身因素

如免疫功能，个人卫生，嗜好（烟、酒、糖、茶等），性格（孤僻、急躁），精神状态（抑郁、亢奋）等。

3. 环境因素

如绿化程度，空气和水土的污染状况，气候因素等。

4. 生活方式

如营养，风俗习惯，是否参加体育锻炼等。

二、亚健康的概念

亚健康是指人体处于健康和疾病之间的一种状态，表现为在一定的时间内出现活力降低、功能和适应能力减退的症状，且不符合临床或亚临床诊断标准。

亚健康状态又有"次健康"、"第三状态"、"中间状态"、"游离状态"、"灰色状态"等称谓，是处于疾病与健康之间的一种生理机能低下的状态，亚健康状态也是很多疾病的征兆。

根据调查发现，处于亚健康状态的患者年龄多在 18 至 45 岁之间，其中城市白领，尤其是女性占多数。这个年龄段的人因为面临高考升学、商务应酬、企业经营、人际交往、职位竞争等社会活动，长期处于紧张的环境压力中，如果不能科学地自我调适和自我保护，就容易进入亚健康状态。

亚健康涉及四个方面的内容：第一是因身心上不适应的感觉而反映出来的种种症状，如疲劳、虚弱、情绪改变等，其状况在相当长的时期内难以改善；第二是与年龄不相适应的组织结构或生理功能减退所导致的各种虚弱表现；第三是微生态失衡状态；第四是某些疾病的病前生理病理学改变。

亚健康状态涉及的医学范畴有以下五种可能：第一是某种或某些疾病的临床前期状态，并有可能向疾病发展；第二是某些疾病经治愈后仍存在的各种虚弱与不适；第三是人体处于衰老时期，由于组织结构老化及生理功能减退所导致的各种虚弱表现；第四是机体身心功能的轻度失调，存在相对独特的表现特征，其发生的机理尚未明确，多与现代医学的各种综合征有关；第五是身心上不适应的感觉所反映出来的种种症状，并且持续较长时间无改善。

中医将亚健康称为"未病"。中医"治未病"的含义可以概括为以下四个方面：一是未病养生、防病于先；二是欲病求萌，防微杜渐；三是已病早治、防其传变；四是瘥后调摄，防其复发。

（一）亚健康的临床表现

1. 以疲劳，或睡眠紊乱，或以疼痛等躯体症状表现为主。

2. 以抑郁寡欢，情绪低落；或焦躁（虑）不安，急躁易怒；或恐惧胆怯，疑神疑鬼；或短期记忆力下降，注意力不能集中等精神、心理症状表现为主。

3. 以人际交往频率减低，或人际关系紧张等社会适应能力下降表现为主。

以上三类中的任何一类持续发作 3 个月以上，并且经系统检查排除可能导致上述临床表现的疾病者即为亚健康。目前将上述三类亚健康状态称为：身体亚健康状态、心理亚健康状态、社会交往亚健康状态。临床上这三种类型的亚健康表现常常相兼出现。

（二）导致亚健康的因素

1. 饮食不合理

当机体摄入热量过多或营养贫（缺）乏时，都可导致机体生理状态失调。过量吸烟、酗酒、睡眠不足、缺少运动、情绪低落、心理障碍以及大气污染、长期接触有毒物品，也可出现这种状态。

2. 长期疲劳状态

现代社会生活节奏快，工作强度大，人们往往休息不够，睡眠时间不足，睡眠质量不高，大脑长期处于疲劳（兴奋）状态，而娱乐项目的增多使生活更加丰富多彩的同时，使人们休息时间更少。由于影视、网络、游戏、跳舞、打牌、麻将等娱乐，导致人们起居无规律、作息不正常已经成为常见现象。

3. 过度紧张，压力太大

社会竞争日趋激烈，人们生活节奏不断加快，工作压力与日俱增，尤其是脑力劳动者，整日用脑过度，而缺乏体力锻炼，体能透支，压力未得到缓解，日复一日，积劳成疾（损）。

4. 长久的不良情绪影响

研究表明，紧张、焦虑、恐惧等不良情绪是健康的大敌。不同情绪状态对于下丘脑、脑下垂体、自主神经系统都会有一定的生化改变，并由此引起身体各器官的功能变化，甚至导致疾病的发生。生理和心理学研究认为，应激状态可使人抵抗力降低，易罹患疾病，这就是我们常说的心理疾病躯体化。

三、少儿亚健康的概念

少儿亚健康的概念与成人亚健康概念一样，也是处于疾病与健康之间的一种状态。

只是目前对亚健康的研究所针对的人群都集中在成人，在多数人的概念中，亚健康是成人的事，少儿不存在亚健康。而事实是在现实社会中少儿亚健康的状况同样严重，并不亚于成人，只是被人们忽视了而已。根据少儿的生理病理特点，少儿亚健康状态的发生也是多种因素作用的结果，既有社会学、心理学因素，更有家庭环境、喂养、饮食及生活方式和遗传学因素。其中喂养和饮食的不合理及不良生活方式是导致少儿亚健康的主要因素。

少儿亚健康是指儿童的"第三状态"，即亚健康状态。儿童的亚健康临床表现与成年人不同，其症状常像某些外科疾病，因而很容易使其父母担心。事实上，这类情况大多会不治而愈。这是因为，从新生儿到成人，对环境需逐渐适应，且适应过程多不自觉，偶尔也会有所表现。如学龄儿童肠痉挛腹痛，就是常见的表现之一，表现为腹痛时间不长，痛后食欲、精神、活动一切正常，且常常发作，而患儿的营养状况、生长发育均正常，腹痛发作时作检查却无病征。随着人的生长与适应能力的完善，这种肠痉挛腹痛发作会逐渐消失。小儿自感不适，又查不出病因，也不妨碍健康的，都属此类。过去由于医学认为此种情况非病，教学又无此内容，因而医生也无成熟疗法。

儿童阶段的不同时期，儿童的精神、形体、生长发育、生理病理、养育保健、疾病防治等都有着不同的要求。为了儿科工作的实际需要，有必要对儿童阶段再按年龄分为若干时期。

现代一般将儿童阶段按年龄分为以下几个时期：

1. 胎儿期

从男女生殖之精相合而受孕，直至分娩断脐，属于胎儿期。

胎龄从孕妇末次月经第 1 天算起为 40 周，共 280 天，以 4 周为一个妊娠月，即"怀胎十月"。胎儿在孕育期间，寄生于母体之内，与其母借胎盘、脐带相连，依靠母体的气血供养，在胞宫内生长发育，因而与母体休戚相关。胎儿的健康成长，依赖于孕母的调摄，我国自古称之为"养胎"、"护胎"和胎教。胎儿尚未成熟，如草木未萌，嫩芽易伤。尤其在妊娠早期 12 周的胚胎期，从受精卵细胞至基本形成胎儿，最易受到各种病理因素的伤害，造成流产或先天性畸形。妊娠中期 15 周，胎儿各器官迅速成长，功能也趋成熟。妊娠晚期 13 周，胎儿以肌肉发育和脂肪积累为主，体重增长快。后两个阶段胎儿若受到伤害，易造成早产。先天之本，一生之基，做好胎儿期保健，使胎儿形神兼备，具备良好的身体素质，将会为胎儿出生后的健康发育成长打下良好的基础。此外，国际上还将孕期满 28 周到出生后 7 天止，定为围生（产）期。围生期小儿死亡率高。重视优生优育，必须抓好围生期保健。

2. 新生儿期

自出生后脐带结扎，至生后满 28 天，称为新生儿期。

新生儿开始脱离母体而独立生存，小儿脏腑娇嫩、形气未充的生理特点在这一时期表现得最为突出。新生儿在短暂的时间内，经历了内外环境的突然变化，机体内部也发生了相应的巨大变化。但是，新生儿的脏腑功能未曾健全，精神发育未曾成熟，处于稚嫩状态，机体调节功能不足，对外界的适应能力和御邪能力都较差，加上分娩及生后护理不当等原因，故新生儿的发病率和死亡率都很高，这一时期的保健护理工作也就特别重要。

3. 婴儿期

出生 28 天后至 1 周岁为婴儿期。

婴儿已经初步适应了外界环境，显示出蓬勃的生机，生长发育特别迅速。1 周岁时，小儿的体重增长到出生时的 3 倍，身长增长到出生时的 1.5 倍。由于生长迅速，机体对水谷营养的需求特别旺盛，而婴儿脾胃未充，运化力弱，因而需要重视乳食喂养，预防脾胃病发生。同时，婴儿肺脏娇嫩，表卫未固，来自母体的免疫能力逐渐消失，自身免疫力尚不健全，御邪能力弱，造成时行疾病和肺系疾病的发病机会大为增加，必须加强对这类疾病的预防工作。

4. 幼儿期

1 周岁后至 3 周岁为幼儿期。

幼儿期小儿的生长发育速度较前减慢，尤其是在体格发育方面。此期小儿学会了走路，活动范围扩大，接触周围事物的机会增多，智力发育比较突出，语言、思维和应人、应物的能力增强，同时，感邪患病的机会也较前增加。小儿的饮食已逐步过渡到普通饮食，乳牙渐次长齐。在脾胃功能逐渐增强的过程中，要注意预防脾胃病的发生。

5. 学龄前期

3 周岁后至 7 周岁为学龄前期。

学龄前期的小儿体格发育稳步增长，智能发育趋于完善。在这一时期，要培养儿童形成良好的基本素质，包括增强体质、生活习惯、思想品德、早期教育等。学龄前期儿童发病率有所下降，但对在这一阶段仍然经常发病未愈的患儿，如反复呼吸道感染、哮喘、疳证、厌食等，应抓紧调治，以免将这些疾病迁延至学龄期。

6. 学龄期

7 周岁后至青春期来临（一般为女 11 岁，男 13 岁）称学龄期。

学龄期主要处于小学学习阶段，此期小儿在体格方面仍稳步发展，乳牙依次换为恒牙，除生殖系统外，其他器官的发育到本期末已接近成人水平。此期儿童脑的形态发育已基本与成人相同，智能发育更为成熟，控制、理解、分析、综合等能力增强，能适应正规的学习生活。要以德、智、体全面发展为目标，引导他们健康成长。这一时期儿童的发病率进一步下降，但肾病综合征、哮喘、过敏性紫癜、风湿热和类风湿病等疾病好发于这个时期，预防工作应有针对性地进行。

7. 青春期

青春期的个体差异较大，一般女孩自 11 至 18 岁，男孩自 13 至 20 岁。青春期开始阶段仍属于儿童范围。

青春期是从儿童到成人的过渡时期，其显著特点是肾气盛，天癸至，生殖系统发育趋于成熟，女孩乳房发育、月经来潮，男孩精气溢泻，体格生长也出现第二次高峰，体重、身长增长显著，心理变化也较大。近几年来，小儿进入青春期的平均年龄有提早的趋势。

四、少儿亚健康的分类

（一）躯体亚健康

1. 疲劳性亚健康

以持续 3 个月以上的疲乏无力为主要表现，并排除一切可能导致疲劳的疾病。

2. 睡眠失调性亚健康

以持续 3 个月以上的失眠、嗜睡等为主要表现，并排除可能导致睡眠紊乱的疾病。

3. 疼痛性亚健康

以持续 3 个月以上的各种疼痛为主要表现，并排除可能导致疼痛的各种疾病。

4. 其他症状性亚健康

以持续 3 个月以上的其他任何症状为主要表现，并排除可能导致这些症状的疾病（如易感冒性亚健康、心肺功能低下性亚健康、消化不良性亚健康、内分泌代谢紊乱性亚健康等）。

（二）心理亚健康

少年儿童在面对学习中的各种矛盾和冲突时，承受极大的心理压力，引起植物神经系统、内分泌系统和免疫系统的一系列变化。

1. 焦虑性亚健康

持续 3 个月以上的焦虑情绪，并且未达到焦虑症的诊断标准（表现为：焦虑不安，急躁易怒，恐慌，可伴有失眠、噩梦、口干、多汗、手抖、尿频等）。

2. 抑郁性亚健康

持续 3 个月以上的抑郁情绪，并且未达到抑郁症的诊断标准（表现为：情绪低落、抑郁寡欢、兴趣减低、悲观、冷漠、自我感觉很差、食欲降低、记忆力下降、兴趣丧失等）。

3. 恐惧性亚健康

持续 3 个月以上的恐惧情绪，并且未达到恐惧症的诊断标准（表现为：恐惧胆怯、精神不振、注意力不集中、反应迟钝、情绪易激动、爱钻牛角尖、过于在乎别人对自己的评价等）。

4. 记忆力下降性亚健康

持续 3 个月以上的近期记忆力下降，或不能集中注意力做事情为主要表现，且排除器质性疾病或非器质性精神类疾病者。

（三）社会交往亚健康

以持续 3 个月以上的人际交往频率减低或人际关系紧张等社会适应能力下降为主要表现。青少年（少儿）社会交往亚健康主要指因家庭教养方式不良（佳）及个人心理发育（不健全）等因素，导致社会适应困难，一旦离开家庭，独立生活能力差，难以适应新的生活和学习环境，处理不好各种人际关系，从而阻碍了有益的信息交流，导致情绪压抑、苦闷烦恼。

（四）道德亚健康

指持续 3 个月以上的道德问题，直接导致行为的偏差、失范和越轨，从而产生一种内心深处的不安、沮丧和自我评价降低的状态。由于思维方法不科学、错误选择接受、社会默化、从众、去个性化等心理影响，在某些特定的时空，很多人存在世界观、价值观上不利于自己和社会的偏差，表现为道德以及行为的偏差，如运动场上球迷闹事等，既违反了社会伦理、道德规范，又损害了自己的身心，甚至导致违法犯罪。

第二节 少儿亚健康常见临床症状

儿童亚健康状况与成人类似，处于疾病前期的"亚健康状态"，其体内阴阳气血已经失调，处于病与未病之间，临床常见于潜伏期。由于小儿病理特点，发病容易，传变迅速，脏气清灵，易趋康复，故临床病变相对成人快，如治疗及时转愈也较成人快。

1. 食欲不振

厌恶进食，食量明显少于同龄正常儿童。面色少华，形体偏瘦，但精神尚好，活动如常。无慢性器质性疾病。病程短者为脾失健运，仅表现纳呆食少，食而乏味，饮食稍多即感腹胀，形体尚可，舌质正常，舌苔薄腻。病程长者为脾胃气虚，食而不化，大便溏薄，并伴面色少华，乏力多汗，形体偏瘦，舌质淡，苔薄白。若食少饮多，口舌干燥，大便秘结，舌红少津，苔少或花剥者为脾胃阴虚。

2. 便秘

儿童发病率较高，表现为大便干燥坚硬、秘结不通、排便次数减少、间隔时间延长，常二、三日以上排便一次；或虽排便间隔时间如常，但排便艰涩，粪质坚硬；或便意频频，但难以排出或难以排净。便秘者可伴有腹胀、腹痛、食欲不振、夜寐不安、生长发育迟缓。长期便秘者可诱发肛裂、痔疮等症。

3. 肥胖症

常因外感湿邪；或饮食不节，过食肥甘；或先天脾肾两虚，水湿不运，内停化痰壅滞于中所致。脾胃为后天之本，气血生化之源，小儿脾常不足，肾常虚，多食肥甘、少动等诱因，致使精微不归正化，水湿内停，聚湿生痰，痰从脂化，酿成脂膏积于体内则为肥胖虚浮之标实证，脾肾气虚，常感疲乏无力，肢体困倦，腹满气短之本虚证。肥胖早期属于亚健康状态，但潜伏着许多疾病的危险，与高血压病、冠心病、动脉粥样硬化、糖尿病、胆囊炎、呼吸通气不良、骨关节炎等发病率的增加有关。肥胖发生年龄越小，时间越长，成年后导致上述疾病的可能性越大。肥胖症的发生近年来有逐渐年轻化的倾向。

4. 夜寐不安

表现为寐少梦多、难以入睡、睡眠时身体经常翻动、突然哭叫、早醒、易醒等。常因小孩起居饮食无规律、作息不正常；环境嘈杂或变更；精神紧张、受惊吓；学习压力过重等致脾运失健、情志抑郁，心肝失调，气机不畅。临床病程短者多见实证，病程长者多见虚证，如心失所养所致的心气不足、心血不足、心阴不足等，可伴有烦躁不安，白天注意力不能集中，学习困难，亦因肝脾不和伴厌食、腹痛等症。

5. 汗证

汗证是指小儿在安静的状态下，正常环境中，全身或局部出汗比正常儿童过多，甚则大汗淋漓，无其他器质性病变。中医认为血与汗同源，适量出汗能疏通腠理，抗御外邪，调整气血，平衡阴阳。若汗出过多，则耗阴竭液，气随汗泄，阳随津脱。常见证型为肺卫不固、营卫失调、气阴亏虚和脾胃积热致湿热迫蒸等。

6. 心理偏差

多见于学龄期和青春期儿童，表现为心悸胸闷、喜叹气、睡眠紊乱、食欲不振、脘腹不适、情绪低落、心烦意乱、焦躁不安、急躁易怒、恐惧胆怯、记忆力下降、注意力不能集中、学习困难，甚者厌学等；不能正常地处理好与同学和老师的关系，家庭关系紧张，甚者有自杀倾向。

7. 注意力缺陷多动症

本症是一种较常见的学龄儿童时期行为障碍性疾病。主要表现为注意力涣散，上课时思想不集中，坐立不安，喜欢做小动作，活动过度，自我控制差，动作过多和笨拙，情绪不稳、冲动任性，伴有学习困难，但智力正常或基本正常。主要病机为阴阳失调，阴静不足，症见注意力不集中，自我控制差，情绪不稳，神思涣散；阳亢躁动，症见动作过多，冲动任性，急躁易怒。

第三节　少儿亚健康的中医诊法

一、诊法概要

少儿亚健康的诊断，是运用四诊（望、闻、问、切）八纲（阴阳、表里、寒热、虚实）辨证论治的。在四诊之中，以望诊为主，闻、问、切诊为辅。应将四诊获得的资料，加以综合分析，再结合少儿的生理病理特点，作出正确的诊断。婴儿不会说话，较大儿童也不能全面正确地诉述病情，故儿科有"哑科"之称。又因小儿手腕部短小，寸、关、尺三部难分，就诊时多哭闹，气息易乱，造成切脉不易准确。闻诊虽能反映一定病情，但范围狭窄。惟有望诊一般不受各种条件限制，反映的情况比较可靠。少儿肌肤柔嫩，反应灵敏，病在其内必形于外，故通过望神色、形态、苗窍、斑疹、指纹、二便等可测知内脏的病变。诚如《幼科铁镜·望形色审苗窍从外知内》所说："而小儿科，则惟以望为主，问继之，闻则次。"

（一）望诊

1. 望神

凡精神振作、目光有神、表情活泼、反应灵敏为无病表现或虽病亦轻；如精神萎靡、目光无神、表情呆滞、嗜睡或躁动，则为病势较重或病危象。

2. 望面色

正常少儿面色微黄，红润有光泽。

面色红主热证。面红目赤、咽痛红肿为外感风热表证；面红高烧、口渴引饮、溲赤便秘为里实热证；午后颧红伴潮热盗汗、手足心热为阴虚内热。

面色青主痛、主惊、主寒、主瘀。面唇青白、翻滚哭闹为里寒腹痛；面青无华、惊惕不安为惊恐；面青晦暗、神昏抽搐为惊风或痫证；面唇爪甲青紫、呼吸急促为重症肺炎或心衰。

面色白主虚、主寒。面色白、乏力气促多是气虚；面白浮肿多属阳虚水泛；面色苍白无华、唇舌爪甲色淡白多为营血亏虚。

面色黄主湿、主虚。面黄肌瘦、腹胀纳呆为疳积；面黄无华、伴有白斑为蛔虫症；面黄浮肿是脾虚湿滞；面目鲜黄如橘色为阳黄，见于黄疸型传染性肝炎；面目黄而晦暗为阴黄，多见于阻塞性黄疸；面色枯黄是气血枯竭；新生儿面目黄染，2周内自行消退者为生理性黄疸。

面色黑主病危、主痛、主中邪毒。承浆青黑主惊风。

3. 望形态

翻滚哭叫或双手捧肚为急性腹痛。时时用手打头揉目为头痛头晕。呼吸喘促、张口抬肩、痰鸣哮吼多为哮喘。婴儿点头呼吸常属肺炎。颈项强直、角弓反张、四肢抽搐、两眼上翻概属惊风。头大项细、毛发焦稀、肚大青筋、肌肤羸瘦多属疳证。前囟及眼眶凹陷、皮肤缺乏弹性为腹泻脱水之征。头大囟开、颈软不举、眼珠下垂呈落日状见于脑积水。方颅发稀、囟门迟闭、鸡胸腿弯属佝偻病。小儿仰卧、上身动下身不动为瘫痪。下肢一侧或双侧软瘫、肌肉萎缩变细为小儿麻痹后遗症。

4. 望印堂

印堂有红色红筋为心肺有热，色紫为热甚。印堂、山根色青为肝经风热。印堂色黑为风寒入肾。印堂色白为肺经有痰。印堂色黄脾胃必伤。

5. 望舌

舌为心之苗。正常小儿为淡红舌薄白苔。舌质色淡为血虚，色红为热，深红为热重，色紫为瘀血。舌起红刺状如杨梅为猩红热。舌苔色白为寒，苔黄为热，苔厚腻为食积或痰湿，苔花剥如地图状为脾胃阴虚。新生儿舌红无苔，婴儿的乳白苔属正常舌象。注意鉴别染苔。小儿吃某些食物、药品舌苔被染色，则不属病苔。如吃丹砂类丸药及红色糖果可染成红苔，吃橄榄、杨梅、石榴、咖啡、蜜制丸药可染成黑苔。吃蛋黄、枇杷、橘子及黄连、阿的平等药物，可染成黄苔。染苔之着色，湿润而浮在苔的表面，经唾液冲刷可以褪去。小儿舌头伸出唇外，缓缓收回的为"吐舌"，舌体时露时收摆弄不止称"弄舌"，舌下肿起如小舌者称"重舌"，舌体肿大而硬，活动不灵称"木舌"，大都由于心脾蕴热，邪热上攻于口舌所致。

6. 望目

目为肝之窍，五脏六腑之精气皆上注于目，望目可知五脏之病变。正常少儿目光有神，目无光彩则是病态。白睛红赤为风热上攻；白睛发黄为黄疸；白睛蓝斑为蛔虫症；眼泪汪汪、眼睛红赤为麻疹先兆；两目窜视、斜视或黑光满轮为肝风内动；目直视而睛不转者，为肝肾将绝；晨起，眼睑浮肿多为肾炎；睡时露睛为脾虚慢惊；目眶凹陷、哭而无泪为吐泻脱水或慢惊风；瞳孔散大而无反应为病危将终。

7. 望鼻

鼻为肺窍。鼻塞流清涕为外感风寒；流浊涕而黄为风热犯肺；鼻出血为肺热或脾虚；鼻翼煽动、呼吸困难为肺气郁闭。鼻准属脾，红燥为脾热，淡黄为脾虚，惨黄为脾败。

8. 望口唇

唇口属脾。唇色淡白为气血两虚，见于贫血；唇红紫或红肿为脾胃有热；唇干燥裂为热病伤津；唇内及舌面出现白点多是虫积；口舌黏膜破溃糜烂为心脾积热之口疮；满口白屑状如雪花为鹅口疮；两颊黏膜见灰白色小点为麻疹先兆。

齿龈属胃，齿为骨之余。齿龈红肿或出血为胃火上攻；出生后 10 个月不出牙为齿迟，属肾虚，见于佝偻病；齿痛黑烂有洞为龋齿；睡中咬牙为食积胃热或急惊先兆。

咽部红肿疼痛，为风热上攻，见于扁桃体炎。咽喉红肿烂痛，伴全身丹痧密布为猩红热；咽痛微红有灰白色假膜且不易拭去为白喉。

9. 望耳

耳为肾窍。少阳胆经绕耳过。耳内肿痛流脓为肝胆湿热，见于中耳炎；以耳垂为中心的耳下漫肿疼痛为痄腮；耳尖青冷、耳背红纹隐现伴发热者为麻疹先兆。

10. 望二阴、二便

肾开窍于二阴，主司二便。注意看外生殖器、尿道口及肛门有否异常。若外阴或臀部潮红有皮疹为尿布湿疹；男孩阴囊紧包、着色深褐、状如核桃为先天肾气充沛；阴囊松弛为肾气不足或发热之象；阴囊阴茎水肿多见于肾病；阴囊站时肿大、卧时复原为疝气；阴囊肿大有波动感，透光试验阳性为水疝（鞘膜积液）。

肛门红肿热痛为大肠实热；便后脱肛多为气虚下陷；肛门瘙痒多为蛲虫；大便干带鲜血伴肛门痛者多为肛裂。

诊病时小儿排便，医者应亲自察看。大便燥结为实热伤津；大便稀夹有奶、味酸臭为内伤乳食；泻下黄水、暴注下迫、味臭秽为湿热内滞；大便清稀、带泡沫、有黏液为外感风寒；泻下赤白黏冻、伴里急后重为痢疾；婴儿阵发性哭闹、大便果酱色，须防肠套叠。

小便黄赤短少属热，清白量多为寒；尿色深黄染衣为湿热内蕴之黄疸；尿浑浊如米泔水为疳证；小便红色或茶褐色为血尿。

此外，应注意有无瘀斑、皮疹。凡斑疹以红活荣润为佳，色淡者为正气不足，红紫者为热毒内盛。

11. 望指纹

指纹是指从虎口直至食指内侧上廉所显现的脉络。分为风、气、命三关。近虎口第1节为风关，第2节为气关，第3节为命关（见图1-1）。正常小儿的指纹是红黄隐隐，不显于风关以上。指纹辨证纲要见下：

浮沉分表里：指纹浮露为病邪在表；指纹深沉为病邪在里。

红紫辨寒热：指纹红主寒；色紫主热；色青主惊、主痛、主抽搐；青紫主热毒深重、血络郁闭的危症。

淡滞定虚实：指纹色淡主虚；色深郁滞，推之不畅主实证。

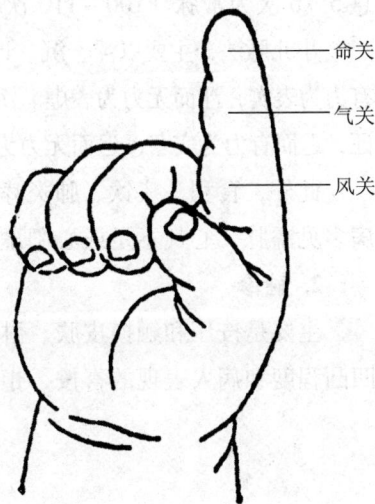

命关

气关

风关

图1-1 指纹三关图

三关测轻重：指纹现于风关，病情轻浅易治；纹现气关，病邪深入，病情较重；纹现命关或透关射甲，病多危重。

（二）闻诊

闻诊包括听声音、嗅气味两个方面。运用听觉，辨别小儿的啼哭、语言、呼吸、咳嗽等声音。利用嗅觉，辨别其口气、大小便、痰液、呕吐物的气味，以判断寒热虚实，帮助诊断。

（三）问诊

儿科问诊是通过患儿的父母或保育员，了解病史和症状表现。应结合小儿病理特点，如外感多热病，内伤多饮食，起病急，病变快，还要注意四季的传染病。先问清患儿的主要病痛，辨明主症的性质。问明起病的时间和发病的经过。问明出生史、既往史、预防接种史等。也可按着十问的内容询问：一问寒热，二问汗，三问头身，四问二便，五问饮食，六问胸腹，七问睡眠，八问病因，九问个人史，十问预防接种史。

问诊中医生的态度应和蔼亲切，细心耐心，有条不紊，问辨结合，才能有助于诊断。

（四）切诊

切诊包括切脉和触诊两部分。

1. 切脉

小儿手腕短小，不能容三指候脉。采用一拇指候之，称为一指定三关。正常小儿脉象平和，较成人为速。年龄越小，脉搏越快。以3岁为例，按成人正常呼吸定自息，一息5～6次为常脉（100～110次/分）。超过为数脉，不足为迟脉。

小儿脉法，主要以浮、沉、迟、数辨表里寒热；有力、无力定虚实。浮脉主表证，浮而有力为表实，浮而无力为表虚。沉脉主里证，沉而有力为里实，沉而无力为里虚。迟脉主寒证，迟而有力为实寒，迟而无力为虚寒。数脉主热证，数而有力为实热，数而无力为虚热。

此外，食积、痰饮、肺炎哮喘时多见滑脉。腹痛、惊风、肝胆病多见弦脉。湿邪致病多见濡脉。心气不足或心阳虚多见结代脉。促脉主惊，芤脉主大失血等。

2. 触诊

主要是按压和触摸皮肤、淋巴结、头颈、胸背、胁腹、四肢等部位的冷热、软硬、凹凸程度和病人表现的喜按、拒按情况，借以辨别病的寒热虚实。

二、辨证概要

（一）八纲辨证

1. 辨阴阳

阴与阳，是对自然界相互关联的某些事物和现象对立双方的概括。在这是指疾病的类别。阴阳是概括证候类别的一对纲领，也是八纲辨证的总纲。临床上各种疾病所表现的证候虽然不同，其病理千变万化，错综复杂，但总离不开阴阳两大类。正如《素问·阴阳应象大论》所说："善诊者，察色按脉，先别阴阳。"

阴证

凡病在里，在血分，属虚，属寒，正气不足，病情反映弱的，均属阴证范畴。

临床表现：精神萎靡，面色苍白或晦暗，目光无神，表情淡漠，动作迟缓，或畏寒，肢冷，睡喜蜷卧，喜静懒言，语声低微，呼吸微弱，气短乏力，纳谷减少，口淡不渴，或渴喜热饮，大便溏薄，小便清长，腹痛喜按，舌淡胖嫩，苔白润滑，指纹沉伏、色淡红或淡青，脉沉细迟而无力等。

阳证

凡病在表，在气分，属实，属热，正气未伤，病情反映强的，均属阳证范畴。

临床表现：精神兴奋，面红腮赤，身热喜凉，烦躁不安，口唇燥裂，渴喜冷饮，语声粗壮，喜动多言，甚或谵语，呼吸气粗，口鼻热气，睡喜仰卧，大便秘结，或臭秽，腹痛拒按，小便短赤，舌红苔黄燥，津少不润，指纹多浮露、色红紫而滞，脉浮洪或滑数有力等。

阴阳病性的辨别内容包括阴盛证、阳盛证、阴虚证、阳虚证、亡阴证、亡阳证等。由于"阴盛则寒，阳盛则热"，故阴盛证和阳盛证的具体内容见下文中的寒证和热证，此处不作介绍。

①阴虚证

凡由精血、津液亏损，阴不制阳所致证候。

临床表现：形体消瘦，面颊潮红，午后潮热，手足心热，盗汗咽干，或干咳无痰，或虚烦不寐，口唇干燥，唇色樱红，舌红绛少苔或光剥无苔、津液干枯或"地图舌"，指纹暗红，脉细数。

②阳虚证

凡是体内阳气衰减，阳不制阴所致证候。

临床表现：精神倦怠，疲乏无力，少气懒言，蜷缩嗜睡，虚汗自出，畏寒肢冷，大便溏稀，小便清长，面色㿠白，口淡无味，唇舌淡白，指纹淡，脉沉迟。

上述阴虚和阳虚的临床表现，还不是具体的病症，若欲确定何脏的阴虚与阳虚，还必须结合脏腑的病症，进行辨证。

③亡阴证

多是大汗，大吐，大下，大失血而致阴津大量消耗后所表现的证候。

临床表现：面色潮红，汗多黏腻，身热肢温，口渴欲饮，烦躁不安，呼吸短促，舌红而干，脉细数无力等。

④亡阳证

凡是寒邪伤阳，或重病阳气虚耗致体内阳气严重耗损所表现的证候。

临床表现：大汗淋漓，汗清而稀，面色苍白，或畏寒喜热，四肢厥冷，精神萎靡，舌淡而润，脉微欲绝等。

2. 辨表里

表里，是对人体病变的部位而言。表与里是相对的。一般病在肌表的，如皮毛、肌肉、经络等属表；病情轻，病位浅。病在五脏六腑、血脉、骨髓等属里。表里，是辨别病变部位和病变趋向的两个纲领。凡病邪侵犯皮毛、肌腠、经络，病位浅在的皆属表证；若病邪传里进入脏腑或病自内生，或因劳倦，或因饮食所伤，以致内脏首先发生病变的，皆属里证。辨别表证和里证不能单纯地从病变的解剖部位上来划分，更重要的应该从症状特点、舌象和脉象等加以区别。小儿本身由于抗病能力较成人差，若再加之某些患儿先天不足、体弱多病，就更容易使病变由表入里，传变迅速。所以临床上小儿病情一般发展都较快，要注意及时观察和处理。

（1）表证

表证是指病邪由皮毛或口鼻侵入机体所引起的病症，病位浅，多见于外感初起。症见恶寒（风），发热，有汗或无汗，头身疼痛，鼻塞，咳嗽，舌苔薄白，指纹淡红或红，脉浮等。临床上根据病邪的属性和机体的反应等不同，还应进一步分清表寒证、表热证、表虚证和表实证等不同证型。

①表寒证：因风寒外袭，邪正相争于肌表所致。

临床表现：恶寒发热，无汗，头身疼痛，项强，骨节酸痛，舌苔薄白而润，脉浮紧，指纹青紫而浮等。

②表热证：由于风热之邪侵犯肺卫所致。

临床表现：发热，微恶风寒，有汗或少汗，头痛，口微渴，舌边尖红，苔薄白而干，或微黄，脉浮数等。

③表虚证：由风邪侵犯肌表，或卫外功能不固所致。

临床表现：微热，汗出恶风，自汗或漏汗不止，面白唇淡，舌苔白润，指纹淡而浮，脉浮缓无力等。

④表实证：由外邪侵袭，阳气集于肌表，邪正相争，腠理密闭所致。

临床表现：恶寒，头身疼痛，发热无汗，苔白脉浮有力，指纹青紫而浮滞等。

（2）里证

里证是指外邪入里，侵及脏腑，或脏腑功能紊乱所引起的病变和证候。概言之，凡非表证的一切证候皆为里证。里证的范围极广，必须结合脏腑气血和寒热虚实进行辨证。一般分为里寒证、里热证、里虚证和里实证。

①里寒证：多因外寒传里，或阳气不足所致。

临床表现：畏寒肢冷，不渴不烦，恶心呕吐，腹痛肠鸣而泄泻，小便清长，舌苔白滑，指纹青紫沉滞，脉沉迟等。

②里热证：由外邪入里化热，或邪热直接侵犯脏腑，或五志化火所致。

临床表现：发热而不恶寒，反恶热，口渴引饮，烦躁，唇红面赤，汗出，大便秘结，或吐泻秽臭，或口舌生疮，小便短赤，舌质红或绛，苔黄燥，指纹红紫，脉洪数或沉数等。

③里虚证：因脏腑阴阳气血不足，机能减退所致。

临床表现：神疲懒言，声低气怯，不思乳食，哭声无力，腹隐痛喜按，头昏，心悸，大便溏，舌淡胖嫩，苔白，指纹沉伏而细，脉沉弱等。

④里实证：因外邪入里，结于胃肠，或脏腑功能失调所致。

临床表现：胸腹胀满或疼痛，气粗喘促，口舌生疮，大便秘结，小便黄赤，手足心汗出，舌红苔黄燥或黄腻，指纹沉滞，脉沉实滑数等。

（3）表里互见证

表里互见证是指上述表里之寒热虚实证交错互见之证，在临床上较为多见。既见表寒证又见里热证的称表寒里热证。以此类推。临床上常见的证候类型还有：表热里寒，表虚里实，表实里虚，表里俱寒，表里俱热，表里俱虚，表里俱实。辨证重在分别各自之轻重缓急、标本先后。

①表寒里热证：是表寒未解，而又传里化热；或本有内热，又复感外寒的证候。如病人既有恶寒、发热、无汗、头身疼痛的表寒症状，又见有烦躁、口渴、腹胀满、便秘、小便黄赤等里热症状。

②表热里寒证：是内伤生冷，又外感风热；或平素脾胃虚寒又复感风热的证候。如病人既有发热头痛、微恶风寒、汗出等表热症状，又兼有大便溏泄、小便清长、四肢清冷、脉沉等里寒症状。

③表虚里实证：是素体卫阳不足，感邪后又伤于食的证候。如既有汗出、恶风等表虚症状，又有腹胀满疼痛、拒按、大便秘结、苔黄厚等里实证。

④表实里虚证：是表邪未解，而里气已虚，或平素脾胃气虚复感外邪的证候。如病人既有发热、恶寒、无汗等表实症状，又兼有神疲、肢倦、纳谷不香或食后脘腹胀满疼痛、喜按、大便溏泄等里虚证。

⑤表里俱寒证：是外感寒邪又内伤生冷，或平素脾肾阳虚复感风寒的证候，是表里

同病的寒证。如既有恶寒无汗、头身疼痛的表寒症状，又兼有腹痛、泄泻、四肢清冷等里寒证。

⑥表里俱热证：是感邪后化热，充斥表里，或病本有内热又感温邪的证候，是表里同病的热证。如病人出现发热或恶热，头痛面赤，口渴，舌红，苔黄干燥，甚则心烦、神昏、谵语等症。

⑦表里俱虚证：如热病误下、误汗后引起的证候，是表里同病的虚证。如病人出现恶寒、发热、无汗、头身疼痛、腹胀痛拒按、二便不通、脉实等症。

⑧表里俱实证：是表证未解兼有宿食，或兼内有积热、积水、停痰等所引起的证候。如病人出现恶寒、发热、无汗、头身疼痛、腹胀痛拒按、二便不通、脉实等症。

⑨半表半里证：疾病除表证和里证外，还有半表半里证。它的病位既不属表，也不属里，而介于表里之间。临床表现为寒热往来，胸胁苦满，心烦喜呕，默默不欲饮食，口苦咽干，目眩，脉弦等。

3. 辨寒热

辨寒热，是指辨别病症的性质。也是辨别疾病在发展变化过程中阴阳偏盛与偏衰的辨证方法，是临床治疗的重要依据。无论表里，还是虚实，均有寒热之分。小儿易寒易热，所以在临床上出现寒从热化，或热从寒化，或出现寒热夹杂的情况。

（1）寒证

寒证表现为一系列阳虚或阴盛的证候。内伤久病，则阳气不足，阴邪内盛，或感受阴寒之邪所致。

临床表现：面色苍白，恶寒肢冷，喜暖喜按，口不渴或渴喜热饮，腹痛喜按，大便溏薄，小便清长，卧喜蜷曲，喜偎母怀，多静少言，指纹色青沉滞，舌淡苔白润，脉沉迟等。

（2）热证

热证表现为一系列阳盛或阴虚的证候。因热邪入侵人体或机体代谢功能亢进而阴精暗耗所致阴虚阳亢之证。

临床表现：发热恶寒，面红目赤，烦躁不宁，口渴舌燥，渴喜冷饮，口鼻生疮，口唇干燥，大便秘结，或下痢脓血，腹胀痛拒按，小便短赤，舌红苔黄而燥，指纹红紫显露，脉洪数等。

（3）寒热夹杂证

①上寒下热证：既有恶心泛呕清水，恶寒口淡，面白唇淡，头出冷汗，咳喘痰稀而白，脘腹疼痛等上寒的症状，又有大便不畅、小便短赤等下热的症状。

②上热下寒证：既有头痛目赤，牙龈肿痛，口舌生疮，齿鼻出血或咽红疼痛、咳吐黄痰等上热症状，又有腹痛喜按、大便稀薄、小便清长等下寒症状。

4. 辨虚实

虚与实，是指正气虚与邪气实而言。虚实是分析机体正气强弱和邪气盛衰的两个纲领。临床上分清虚证与实证，确定扶正与祛邪；分析虚实的相互转化和虚实与表里寒热的相互关系都有着重要意义。小儿易虚易实，正气易虚，邪气易实，而且还经常虚实夹杂。如果遇到虚实夹杂证时，应该进一步分清虚和实的孰多孰少。只有明确诊断才能更好地进行治疗。

（1）虚证

虚证表现为一系列正气不足的证候。因先天禀赋不足，或后天失养，或久病、大病不愈，或病中失治误治等因素而致。

临床表现：精神萎靡，面色苍白或萎黄，短气懒言，神疲乏力，食欲不振，或形体消瘦，五心烦热，自汗，盗汗，腹痛喜按，大便溏薄，小便清长而频数，舌淡胖或舌上少苔、无苔，脉虚弱无力。

虚证涉及的范围较广，症状表现极不一致，因此还应进一步分清虚寒与虚热，表虚与里虚，气虚与血虚，以及阴虚与阳虚等。一般阳气虚者，多生内寒，阴血虚者，多生内热。

①气虚：症见面色苍白，唇舌色淡，神疲乏力，气弱声微，自汗头晕，纳少便溏，舌质胖嫩，脉象软弱无力。

②血虚：面白不华，毛发枯萎，头晕心悸，唇舌色淡，指甲脆薄，手足麻木，脉象细弱。

③虚寒：畏寒肢冷，面白唇淡，喜静少言，嗜睡多卧，喜暖喜温，便溏尿清，或便泻清冷，舌淡苔白，脉迟无力，指纹淡伏。

④虚热：潮热盗汗，口舌咽干，虚烦少寐，手足心热，颧红唇樱，舌红少苔，脉象细数，指纹淡红而显露。

（2）实证

实证是指邪气过盛所表现的证候。因外邪侵袭或内脏功能失调而致痰饮、水湿、瘀血、宿食等停滞体内所致。

临床表现：多素体发育良好，起病急，发热烦躁，呼吸喘促，痰涎壅盛，胸闷，脘腹胀满疼痛，拒按，大便秘结，或下痢，里急后重，小便不利，舌红苔黄厚腻，指纹红紫而滞，脉洪有力等。

由于实邪的性质和侵袭的部位不同，实证在临床上有多种表现，因此，实证还应该进一步分清表实与里实，实热与实寒以及气滞、血瘀、痰饮、水饮等症。

①气滞：胸胁脘腹痞满胀痛，嗳气吐酸，腹泻痢疾，里急后重，易烦易怒，矢气多。

②血瘀：皮肤紫斑，胸胁刺痛，腹部痞块，按之疼痛，肢体肿痛，皮肤干燥，舌质紫暗或有瘀斑，脉涩不利，指纹青紫细滞。

③痰饮：咳喘气粗，痰多痰鸣，胸胁苦满，或胸胁疼痛，纳呆腹胀，舌苔白腻或

厚，脉象沉滑，指纹紫滞。

④食积：脘腹胀满硬痛，呕恶不食，大便泄泻，或秽臭，或残渣不化，泻则腹胀痛稍减，口中气臭，舌苔厚腻而垢，脉沉滑，指纹紫滞。

⑤水肿：颜面下肢或全身水肿，腹胀腹水，喘满纳呆，小便短少不利，脉沉伏，舌苔白腻或厚，指纹隐伏。

（3）虚实夹杂证

虚实夹杂证，即既见有虚证，又同时见有实证，夹杂互见。上述各种虚实证均可夹杂出现。辨证着重于分辨各自的主次轻重、标本缓急。另外，还有上实下虚、上虚下实之证。

①上实下虚：一是指邪气实于上，正气虚于下的证候。此时的上下是相对的，比如脾肾素虚复感外邪，邪郁肺卫则咳喘气促、恶寒发热、头痛鼻塞，或口渴呕吐，为上实；脾肾不足可见便溏肢冷、小便清长、纳少神疲，为下虚。又如肝阳上亢则头目昏痛、目赤易怒、胸胁胀痛，为上实；肝肾阴虚则腰膝酸软、盗汗不寐、手足心热，为下虚。又比如小儿夏季热，发热口渴、无汗少汗，为上盛；尿清尿多，为下虚。皆为上实下虚之证。

②上虚下实：头晕气短，心悸多汗，动则加甚，或喘促无力，面白唇淡，为上虚；腹胀腹痛，下痢脓血，里急后重，小便赤涩疼痛，下肢肿胀，为下实。

（二）脏腑辨证

脏腑辨证是运用脏腑学说的理论，对少儿所出现的症状、体征进行分析归纳，以辨明证候所属脏腑及其寒热虚实邪正盛衰的变化。它是中医辨证体系中一个重要组成部分，是少儿推拿疗法的治疗基础。

少儿脏腑娇嫩，无论外感、内伤，均易导致脏腑失调；另一方面其脏腑的生理特点决定了小儿在发病和病症表现上与成人有着明显差异，所以脏腑辨证是儿科临床诊断的重要方法。脏腑病变大多是内脏机能失调的反映，因此临床应用时应根据脏腑的生理功能和病理变化来分析辨别，这是掌握脏腑辨证的基本方法。由于脏腑间及脏腑与各组织器官间是相互联系的统一整体，在病变过程中它们可相互影响，因此在进行脏腑辨证时，一定要从整体观念出发，不仅要考虑一脏一腑的病理变化，还要注意到脏腑间的互相联系和影响。

1. 肺与大肠

（1）肺病辨证

肺的生理功能是主一身之气，司呼吸，主宣降，通调水道，主治节。内与大肠相表里，外合皮毛，开窍于鼻。小儿肺常不足，易感受风、寒、燥、热等外邪，使呼吸功能异常。肺的常见病症是感冒、咳嗽、哮喘、肺炎、咳痰、咽喉肿痛、胸痛等；肺的病症有虚实之分，实证多因外感引起，虚证多因肺气不足而致。

①肺气虚：多因久咳耗伤肺气，渐至肺气虚弱，或因心、肝、肾气亏虚所致。

临床表现：咳嗽无力，痰多清稀，喘促气短，动则喘甚，神疲乏力，懒言音低，怕冷或自汗，易于感冒，面色白，舌质淡，苔薄白，指纹淡，脉虚弱等。

②肺阴虚：多由久咳损伤肺津或劳损所致。

临床表现：咳嗽无痰，或痰少而黏，或痰中带血，潮热盗汗，午后颧红，手足心热，夜眠不安，口干咽燥，或声音嘶哑，大便干结，舌红，少苔乏津，指纹红滞，脉细数。

③风寒束肺：多由风寒束表，肺气闭郁失于宣降所致。

临床表现：咳嗽声重有力，吐痰稀白，恶寒发热，头痛身热，鼻塞流涕，舌苔薄白，脉浮紧。

④寒饮伏肺：患儿素有咳嗽，内有伏饮，复感寒邪，引动水饮上逆，而致肺气失宣。

临床表现：咳嗽，痰涎稀白，量多，背寒怕冷，甚则气喘，不得平卧，或伴恶寒发热，头痛，鼻塞、流清涕，苔白滑，指纹淡，脉浮紧或弦。

⑤风热犯肺：由外感风热之邪侵犯肺卫，肺失宣降所致。

临床表现：咳嗽，痰黄稠黏，咽红肿疼痛，发热微恶风寒，鼻流黄浊涕，口渴，舌边尖红，苔薄白或微黄，指纹淡红，脉浮数。

⑥痰热壅肺：因温热犯肺，灼津酿痰，或痰湿壅肺，蕴郁化热，使肺气不得宣畅所致。

临床表现：咳嗽气喘，痰黄稠带血，胸痛，鼻煽，身热，口干苦，舌红，苔黄腻，指纹紫红而滞，脉滑数。

⑦燥邪犯肺：多因秋令感受燥邪，耗伤肺津，肺失肃降所致。

临床表现：干咳无痰，或痰少不易咯出，色黄黏稠，或痰中带血，胸痛，口燥，咽干，舌红，苔薄黄、少津，指纹紫红，脉细数。

（2）大肠病辨证

大肠有传导和排泄功能，把由小肠输送来的剩余精微和水分进行再吸收，并将糟粕从肛门排出。因此大肠有病主要表现为大便异常，不外便秘和泻痢。一般说，肠热则秘，肠寒则泻；但亦有因热而泻或因寒而秘者。大肠的病变，亦有虚实之分。虚证有大肠津亏和肠虚滑脱证，实证有大肠热结和大肠湿热证。肺与大肠通过经络的联系构成表里关系，可以相互影响。

①大肠津亏：多因素体阴亏，或久病伤阴，或热病后津液未复，或汗多伤阴，而导致津液不足，不能濡运大肠。

临床表现：大便秘结干燥，难于排出，或数日一排，咽干，常伴有口臭，舌红少津，指纹红滞，脉细。

②肠虚滑脱：多因久泻、久痢而致大肠气虚，损伤脾胃，固摄无力所致。

临床表现：大便失禁，或大便随矢气而下，便后脱肛，腹痛绵绵喜按，舌淡苔薄，指纹淡，脉濡细。

③大肠湿热：多由夏秋季节暑湿之邪犯于脾胃，或因饮食不洁，损伤脾胃致湿热蕴结大肠。

临床表现：腹痛即泻，或暴注下泻，粪色黄绿或黄褐，气秽酸臭，或痢下脓血黏液，里急后重，发热口渴，肛门灼热，小便短赤，舌红，苔黄腻，指纹青紫或紫滞，脉滑数。

④大肠热结：多由高热蒸迫，耗伤肠道津液所致。

临床表现：大便秘结，或便下臭秽，肛门灼热肿痛，小便短赤，口唇焦燥，舌红，苔黄燥，指纹紫红而滞，脉数。

2. 脾与胃

（1）脾病辨证

脾胃共处中焦，经脉互为络属，具有表里关系。脾脏主饮食的消化和吸收，运化津液和水湿，统摄血液，为气血生化之源，同时还有主管肌肉四肢等功能。在窍为口，其华在唇，在液为涎。脾喜燥恶湿。脾的病理变化多表现在运化和统摄的功能失常。所以脾病主要症状为：厌食，腹胀，肠鸣泄泻，流涎，形体消瘦，脱肛等。脾的病证有虚实的不同，临床上以虚证为多，大多由脾气虚所致，实证则多由湿邪困阻而成。这与小儿的生理特点"脾常不足"有关。

①脾气虚（中气下陷）：素体虚弱或饮食失调，或久泻久痢致中气不足，生化功能失司所致。

临床表现：面白神疲，不思饮食，食后脘腹胀满，倦怠乏力，形体消瘦，自汗，泄泻色白而无秽臭，久痢脱肛，食后即泻，睡卧露睛，舌淡或舌体胖嫩，指纹淡隐，脉细弱。

②脾阳虚：由脾气虚发展而来，或过食生冷，或误用下法，伤及脾阳所致。

临床表现：面色苍白，食欲不振，口泛清水，脘腹胀痛，喜温喜按，形寒肢冷，四肢不温，肠鸣便溏，久泻久痢，小便清长或尿少，形体消瘦，舌淡苔白，指纹淡隐，脉缓沉细。

③寒湿困脾：多因贪凉饮冷，过食生冷瓜果，以致寒湿停滞于中，而致中阳内困。

临床表现：面色萎黄，恶心呕吐，胸脘胀闷，口淡不渴，头身困重，大便溏薄或泄泻，小便短少，舌苔白腻，或舌体胖边有齿痕，指纹淡，脉濡或迟。

④湿热困脾：由于感受湿热之邪，或因饮食不节，或过食肥甘，酿成湿热所致。

临床表现：脘腹胀满，不思饮食，身重体倦，恶心呕吐，口干味苦，泄泻酸臭，肛门发红，面目肌肤发黄，或见肌肤发痒，或见湿疹，身热起伏，汗出不解，小便黄少，舌苔黄腻，脉濡数。

（2）胃病辨证

胃具有受纳和消化水谷的功能，喜润恶燥，胃气宜降，以通为用。因此胃的病变主要是和降失常，使胃气上逆和消化不良等。表现为饮食不振，恶心呕吐，嗳气吐酸，脘痛，便秘，嘈杂易饥等症状。胃病常有虚实之分，虚证有胃阳虚亏和胃阴不足证，实证则有胃火炽盛和食滞胃脘证。

①胃热：多因过食辛辣、肥甘厚味的食物，蕴而化热，或热邪内犯，致中焦胃火炽盛。

临床表现：胃脘灼痛，嘈杂易饥，恶心呕吐，泛酸，口疮，口气热臭，或齿龈肿痛，唇赤舌红，苔黄，指纹紫红显露，脉滑数。

②胃寒：多因过食生冷，感受寒邪，或素体胃阳不足，虚寒内生而致。

临床表现：胃脘隐痛，饥则甚，食则缓，喜温喜按，口泛清水，舌淡苔白，指纹青紫，脉迟。

③胃阴虚：常因热病后期，化火耗伤阴液，而致胃阴亏虚。

临床表现：嘈杂易饥，胃脘疼痛，不思饮食，低热便秘，舌红，苔少或无苔，脉细或细而数。

④食滞胃脘：饮食不节，食入过多，食滞于胃所致。

临床表现：脘腹胀满疼痛，拒按，嗳气酸腐，不欲饮食，恶闻食味，恶心呕吐，大便稀薄，矢气臭秽，舌苔厚浊，脉滑。

3. 肝与胆

（1）肝病辨证

肝主疏泄，主藏血，主风，主惊，主筋，喜条达，开窍于目，其华在爪，体阴而用阳。与胆相表里，其经脉绕耳。肝的病理变化多表现在疏泄失常，筋脉不利，易惊等。小儿的生理特点是肝（阳）常有余，而阴不足。因此临床上小儿肝病的主要症状有急躁、抽搐、出血、疝气、头痛、耳目疾患等。以实证居多。而口苦、惊悸、发黄、呕吐、易惊少眠等多与胆有关。

①肝血不足：多因失血过多或久病耗伤肝血，或生血不足所致。

临床表现：面色萎黄，头晕疼痛，目睛干涩，视物模糊，或成雀盲，口干咽燥，少寐多梦，颧红盗汗，或低热不退，爪甲不荣，唇舌色淡，脉沉细。

②肝气郁结：因肝失条达，疏泄无权，气机不畅所致。

临床表现：情绪不稳，烦躁易怒，脘腹胀痛，纳少便溏，两胁胀痛或窜痛，喜嗳气叹息，咽部有异物感，苔薄白，脉弦，指纹青。

③肝火上炎：因肝气郁而化火，或肝经蕴热所致。

临床表现：面红目赤，头痛眩晕，耳鸣耳聋，急躁易怒，胁肋灼痛，口苦咽干，甚则吐血，衄血，舌红苔黄，指纹青紫显现，脉弦数有力。

④肝经湿热：多因肝胆之热与脾湿下注，湿郁化热所致。

临床表现：恶心呕吐，口苦，厌食，腹胀，大便不调，小便深黄，巩膜、皮肤发黄，色泽鲜明，舌红苔黄腻，指纹红，脉弦数或弦滑。

⑤寒凝肝脉：因寒邪侵犯肝经，气血凝滞，肝失疏泄，络脉不利所致。

临床表现：少腹冷痛，遇寒更甚，得温则减，畏寒肢冷，呕吐清涎，舌苔白滑，指纹青而滞，脉弦沉或沉迟。

⑥肝风内动：因肝血不足，血虚生风所致，属虚证。因火盛阳亢，热极生风所致，属实证。

临床表现：血虚生风症见肢体麻木，或手指蠕动，肌肉瞤动，舌淡苔白，指纹淡隐，脉细弱。热极生风症见高热，神志昏迷，抽搐，两目上翻，颈项强直，四肢挛急，甚则角弓反张，舌红，指纹紫红，脉弦数。

（2）胆病辨证

胆附于肝，贮藏和输送胆汁，有帮助消化和协助肝气疏泄的功能。胆与人的情志有关，胆的病变，以实证居多，常见口苦发黄、胸胁满闷、惊悸、失眠等。

①胆郁痰扰：因情志不遂，胆气郁滞，痰浊上扰，胆失疏泄所致。

临床表现：头晕目眩，口苦呕恶，心烦不寐，胸闷喜叹息，舌苔黄腻，指纹紫滞，脉弦滑。

②胆经湿热：因脾胃运化失司，湿热内生，蕴于肝胆，致使肝胆疏泄不利所致。

临床表现：胁肋胀痛，恶心呕吐，厌油腻，食少，腹胀，或往来寒热，目肤鲜黄，尿少黄赤，舌边红，苔黄腻，指纹紫，脉弦数。

4. 心与小肠

（1）心病辨证

心主血脉，藏神，其华在面，开窍于舌。心的病理变化多表现为血脉和神志方面的异常，所以，心的病变临床主要表现为精神障碍、心悸、气短、失眠等。心的病证，一般分虚实两类。虚证多由心脏或全身的阴、阳、气、血不足引起；实证则与痰、瘀、火、热等有关。临床上亦可见本虚标实的证候。

①心阳虚：多因久病体虚，或暴病伤阳，禀赋不足所致。

临床表现：心悸，气短，动则加重，形寒肢冷，面色苍白或滞暗，嗜睡易醒，自汗，舌淡胖嫩，指纹淡红，脉细弱。

②心阴虚：血的生化之源不足，或继发于失血之后，或因热病伤阴，或因七情内伤，暗耗阴血所致。

临床表现：心悸，易惊，健忘，失眠，多梦，颧红低热，五心烦热，盗汗，口干咽燥，舌质红少津、少苔或无苔或剥脱苔，指纹红，脉细数。

③心火上炎：因六淫之邪内侵，郁而化火，或过食温补之品导致心火内炽所致。

临床表现：舌尖红赤，五心烦热，面红，口渴，或心烦不寐，狂躁不安，神昏谵语；若心火移热于小肠，则小便黄赤，淋沥刺痛，或见尿血，舌红苔黄，指纹紫，脉数。

④痰火扰心：因气郁化火，炼液成痰；或痰浊日久化热化火，或外感热邪，灼津成痰，痰火扰犯心神所致。

临床表现：心烦不寐，面红发热，胡言乱语，哭笑无常，或见神志错乱，狂躁妄动，不避亲疏，打人骂人，舌红苔黄腻，指纹紫，脉滑数。

（2）小肠病辨证

小肠有分清别浊的功能，食物进入小肠后，其精华被吸收归脾，转输营养于全身；其糟粕传入大肠或渗入膀胱。小肠病的病理表现主要是清浊不分，转输障碍，亦即消化和吸收方面的病变而引起大、小便异常。所以小肠病的主要症状有腹痛、腹泻或尿频、尿赤等。小肠的病证亦有虚实之分，虚证为小肠虚寒，实证为小肠实热。

①小肠虚寒证：多因饮食不节、损伤脾胃、迁延日久，寒郁不解，滞于肠道而导致小肠功能失调。

临床表现：小腹隐痛，喜温喜按，肠鸣腹泻，小便频数而不利，舌淡苔薄白，指纹淡伏而滞，脉细缓。

②小肠实热证：多因心热下移于小肠，而导致小肠里热炽盛。

临床表现：心烦口渴，或发热，或口舌生疮，咽喉疼痛，小便赤涩，尿急尿痛，小腹坠痛，舌红苔黄，指纹红紫，脉弦数。

5. 肾与膀胱

（1）肾病辨证

肾为先天之本，藏精，主骨生髓，纳气，其华在发，开窍于耳及二阴，肾藏元阴元阳，只宜固藏不宜耗泄。肾又是阴精和阳气之根本，为生殖、发育的根源，又主水液的平衡，因此肾的病理变化主要表现为肾精闭藏的失职，水液代谢的失调，生长发育的异常和气不摄纳等。肾病的主要症状有：头晕，耳鸣，健忘失眠，遗尿，小便清长或短少，五更泄，完谷不化等。

①肾阳虚：多因素体阳虚，或久病伤肾，导致肾阳虚衰。

临床表现：腰膝酸软而痛，畏寒肢冷，尤以下肢为甚，头晕目眩，精神萎靡不振，面色淡白，听力下降，或大便久泻不止，完谷不化，五更泄泻，或肢体浮肿，小便频，色清，舌淡苔薄白，脉细弱。

②肾阴虚：多由久病伤及肾阴，禀赋不足，或过食温燥伤阴之品，而导致肾阴不足。

临床表现：腰膝酸痛，头晕耳鸣，失眠健忘，形体消瘦，潮热盗汗，五心烦热，伴有口渴，咽干颧红，大便干，小便黄，舌红少苔，脉细数。

③肾精亏损：多因禀赋不足，先天发育不良，或后天调养失宜，或久病伤肾，而导

致肾精不足。

临床表现：发育迟缓，身材矮小，智力迟钝，动作迟缓，囟门迟闭，骨骼痿软，形体消瘦，体倦喜卧，活动无力，面色苍白，舌淡苔白。

④肾虚水泛：多由肾阳衰微，不能温化水液，因而导致水液排泄障碍，水湿泛滥。

临床表现：周身浮肿，下肢为甚，按之凹陷，腰重酸痛，腹满膨胀，小便短少不利，舌淡苔白，脉细。

⑤肾气不固：多因年幼肾气未充，或久病伤肾，导致肾气亏虚，固摄无权。

临床表现：小便频数而清长，夜尿多，甚至遗尿，或失禁，尿后余沥不尽，伴有面色苍白，神疲乏力，腰膝酸软，舌淡苔白，脉沉细而弱。

⑥肾不纳气：多因久病喘咳，肺虚及肾，导致肾气虚衰，气不归元。

临床表现：久病喘咳，呼多吸少，气不得续，动则喘息加重，自汗神疲，面色淡白，或见痰鸣，小便常随咳嗽而出，舌淡苔白，脉沉细而弱。

（2）膀胱病辨证

①膀胱湿热：多因感受湿热之邪，或饮食不节，湿热内生，下注膀胱，而致湿热蕴结于膀胱。

临床表现：尿频尿急，尿道灼痛，尿黄赤短少，或见血尿，或尿中夹有砂石，并伴有小腹胀痛，舌红苔黄腻，脉滑数。

②膀胱虚寒：多因肾气不固或肾阳不足不能温化水气所致。

临床表现：小便频数色清，或小便淋沥失禁，或周身浮肿而小便短少，舌淡苔白，脉虚弱。

三、中医证候

1. 肝郁气滞型

主要表现为心情郁闷，意志消沉，寡言少语或性情急躁易怒，心烦意乱，胸胁苦满，走窜作痛，善太息，脘闷纳呆，多梦易惊，少女乳房胀痛、月经不调，舌质暗红或淡红，脉弦。

亚健康少儿中的轻度抑郁症、轻微焦虑症、神经衰弱症、孤独症、恐惧症、强迫症、依赖症等，大多具有肝郁气滞型特点，可以根据中医理论进行调理。

2. 瘀血内阻型

主要表现为身体四肢、躯干、头颅等部位出现疼痛，痛处固定，疼痛拒按，肌肤无华，甚至出现肌肤甲错，毛发不荣，口渴但不思饮，少女出现月经错后或痛经，舌质紫暗，有瘀斑瘀点，脉细涩。

亚健康少儿中的一部分轻度偏执症、头痛、颈肩关节痛等，大多具有瘀血内阻型特点，可以通过活血化瘀治法和药物等进行调理。

3. 湿热内蕴型

主要表现为脘腹胀满，身重困倦，头重如裹，身热不扬，心烦呕恶，痰黏色黄，小便短赤，大便黏腻不爽，舌苔黄腻，脉细。

亚健康少儿中的一部分便秘、腹泻、消化不良、厌食症等，大多具有湿热内蕴型特点，可以通过清热利湿等法进行调理。

4. 阴虚火旺型

主要表现为形体消瘦，潮热多汗，失眠多梦，五心烦热，口燥咽干，小便短赤，大便干燥，颜面潮红，口唇红赤，舌红少苔，脉细数。

亚健康少儿中的一部分遗精、月经不调等，大多属于阴虚火旺型，可以通过滋阴祛火等法进行调理。

5. 气血亏虚型

主要表现为心慌气短，不耐劳作，自行汗出，纳呆便溏，食后脘腹胀满，面色萎黄或苍白少华，舌质淡，脉细无力。

亚健康少儿中的慢性疲劳综合征、头晕、健忘、记忆力减退、嗜睡、神经衰弱等，大多属于气血亏虚型，可以通过气血双补来调理。

6. 心火旺盛型

表现为心烦失眠，烦躁易怒，甚至癫狂，神志不清，语无伦次，哭笑无常，多做噩梦，面红耳赤，口渴喜冷饮，小便短赤，或尿血、衄血，苔黄，脉数。

亚健康少儿中的失眠、便秘、口疮、烦躁、头痛、眩晕、临界高血压等，大多属于心火旺盛型，可以通过降逆心火来调理。

四、少儿亚健康体质分类

1. 正常质

体形匀称，营养良好，神情活泼，面色黄白有光泽，双目有神，毛发黑泽，肌肉结实，筋骨强健，声音洪亮，饮食、二便均可，睡眠安宁，舌色淡红，舌苔薄白或白，舌体正常，指纹不红不淡，隐隐可见。平时较少生病。

2. 脾气不足质

营养较差，面色萎黄，头发稀黄，肌肉松软，形体偏瘦，声音尚响亮，双目尚有神，大便溏软，一日2~3次，舌色淡，舌体胖有齿痕，苔薄白，指纹淡隐。易为饮食所伤，出现积滞、厌食、呕吐、泄泻等症；易感冒。

3. 痰湿质

营养发育一般，面色少华，形体肥胖，肌肉松软，不喜活动，动则易汗气短，喉中常有痰，睡时加重，大便易溏，舌淡胖或有齿印，苔白滑或厚浊，指纹青滞。易患感冒咳嗽，痰多，或素有哮喘。易发展为肥胖症。

4. 脾阴不足质

营养发育一般，面色黄白无华，形体瘦小，皮肤干燥，毛发干枯稀少，躁扰，眠少、盗汗或入睡后多汗，大便干。舌色或淡或红，舌体多瘦或嫩，苔少或无，若有苔无论厚薄必有裂纹或剥脱，指纹细而红紫。该类体质小儿易患呼吸道感染性疾病，多见早产儿或佝偻病患儿。

5. 内热质

形体壮实，面色红润，口中气臭，大便干燥，舌红苔腻（或厚或干），指纹红紫。这类体质的小儿易患急性扁桃体炎（或脓性扁桃体炎），外感后容易高烧。

第四节　少儿亚健康推拿调理与综合干预

一、综合干预的概念及意义

干预，亦作干与或干豫。其本意是指过问或参与（他人之事）。《三国志·魏志·程昱传》云："显分明例，其致一也。初无校事之官干与庶政者也。"《三国志·魏志·杨俊传》中"众冤痛之"，裴松之注引三国魏鱼豢《魏略》曰："车驾南巡，未到宛，有诏，百官不得干豫郡县。"范文澜、蔡美彪等《中国通史》第二编第二章第一节说："侯国民事由朝廷派官吏管理，侯不得干与。"可见干预一词，包含了了解、沟通、指导、使转变等意义。亚健康的综合干预就是指通过健康教育、调整生活方式、改善心理状态、参与体育运动及中医辨证调摄、饮食治疗和养生保健等综合手段对亚健康状态的干预过程。

少儿亚健康的综合干预是一个新的概念。由于少儿正处于生长发育的关键时期，不论是生理上还是心理上的发育均未成熟。因此综合干预（早期综合干预）可以防微杜渐，从根本上预防或减少减轻疾病的发生和发展，为日后长大成人打下一个良好的坚实的基础。特别是对亚健康的危险因素进行综合干预，可以从根本上提高少儿的健康水平，解除亚健康状态对少儿健康的威胁。少儿身体属稚阴稚阳，随拨随应，加上少儿天性易接受新事物，好奇心强，模仿能力强，相对于成人，社会压力和家庭压力要轻得多，所以综合干预的效果要比成人好。

少儿亚健康综合干预是指通过对少儿及其家长进行健康教育、调整生活方式、改善心理状态以及中医食疗、中药辨证调摄和自我保健养生等综合手段对亚健康的干预过程。

虽然亚健康是介于健康和疾病之间的第三状态，但是却不能忽视，因为如不采取切实有效的预防措施，将会导致人们（少儿）从亚健康状态向疾病方向转化，甚至发展为致命的疾病，最终会（可能）导致死亡。如果能对亚健康的危险因素进行综合干预，就可以从根本上提高人们（少儿）的生活质量和健康水平，解除亚健康状态对人类（少儿）健康的威胁。

从现代流行病学角度看，通过综合干预亚健康，不仅可以提高全民健康水平和健康意识，而且，通过改变不良生活方式，合理膳食，注意体质锻炼以及掌握科学保健技能，也有助于降低一些慢性病及传染性流行疾病的发病率，节约了医药卫生资源，也全面提高了人们的生活质量。

二、综合干预的原则

目前国家和卫生行政部门非常重视亚健康的干预工作，提出加强领导，规范管理，以点带面，推动落实，加强部门协调，动员社会参与，加强能力建设，促进科学发展以及督导检测、考核评价的指导策略。中华中医药学会成立了亚健康分会，颁布了《亚健康中医临床指南》，亚健康综合干预的概念正是在这一前提下提出来的。少儿亚健康不仅涉及医学、社会学、心理学等学科，还与营养学、体育运动以及各地的风俗习惯、文化传统、家庭背景、家庭生活习惯和生活水平、父母受教育程度和文化水平以及家庭成员特别是少儿家长对健康的认知水平有着密切联系，这就决定了亚健康的干预不是单一的生物医学干预，也必然包括行为干预、心理干预、运动调摄、饮食调养、家长的健康教育及适合少儿的寓教于乐的游戏、娱乐保健等多方面内容。

1. 积极开展健康教育，提高全民健康意识

健康教育是通过信息传播和行为干预，帮助个人和群体掌握卫生保健知识，树立健康观念，自愿采纳有利于健康的行为和生活方式的教育活动与过程。即把卫生科学知识普及到广大人民群众之中，使人民群众认识健康与疾病的自然、社会心理因素和保健的观念、方法和技能，潜移默化地影响人们的卫生价值及与保健相关的行为方式和生活方式，同时唤起人们对个体卫生和社会卫生的自觉性和责任感，积极投入以群众参与为中心的卫生保健活动，促进和提高人们的健康素质，达到身体上、精神上及社会适应上的完美状态。最终达到消除或降低疾病的危险因素、促进健康、预防疾病、加速康复、提高生活质量的目的。要提高少儿的健康水平，首先要提高少儿家长的健康意识。这是关系到千千万万个家庭的大事，更是关系到祖国未来的大事。

2. 改变不良生活方式，筑牢健康五大基石

据世界卫生组织报告，全球人类死因中因为不良生活方式所引起的疾病占60%。其中发达国家高达70%～80%，发展中国家也达到50%～60%。由此可见不良生活方式对人体健康的危害。针对人们不健康的生活方式，1992年世界卫生组织在《维多利亚宣言》中明确提出健康四大基石——合理饮食、适量运动、戒烟限酒、心理平衡。发达国家已经普及此内容使预期寿命延长了10年。我国在此基础上提出了补充，即增加了充足睡眠，确立了以五大基石为核心的健康生活方式。少儿应从小养成良好的生活

习惯，如少食肥甘厚味，适度体育锻炼，防止身体发胖，学会劳逸结合，保证充足睡眠，远离烟酒损害，戒除攀比心理，保持良好心态，结交良师益友。

3. 适时缓解紧张压力，有效消除心身疲劳

随着现代生活节奏的日益加快，社会竞争、就业、升学、人际关系紧张等，使人们承受着越来越重的心身压力，如不能及时调整心态、化解压力，精神长时间处于紧张状态，就会引起各种疾病。国内外研究表明，过度紧张和压力过大容易引发心血管疾病、恶性肿瘤、胃肠功能紊乱和机体免疫功能低下等，尤其是连续 24 小时的紧张和压力过大得不到缓解时可能引发心脏猝死等高危事件。因此，适时缓解过度的紧张和压力，对少儿而言如减少课业和课外负担，坚持综合素质教育，德、智、体全面发展等，是少儿走出亚健康，恢复正常状态的关键。

4. 以中医理论为指导进行辨证调摄

《黄帝内经》曰："是故圣人不治已病治未病，不治已乱治未乱。夫病已成而后药之，乱已成而后治之，譬如渴而穿井，斗而铸锥，不亦晚乎。"中医这种"治未病"的理论，也就是现代亚健康的治疗概念。中医理论指导下的预防性调摄内容丰富，可根据具体表现特征与轻重，予以相应的干预措施，如中药、针灸、推拿按摩、药膳、传统养生方法等，方便实用，对于阻止向疾病发展或干预其进程都确有实效。

5. 依个体情况开展心理疏导与行为指导

对于存在有精神心理不适，或社会交往困难的亚健康者，可根据具体情况给予心理疏导，或认知行为方面的指导。引导他们树立积极健康、奋发向上的人生观、价值观，正确对待生活和工作中的压力与挑战，不断提高自身的心理承受能力，改善心理素质。积极引导他们参与或从事各种活动，使他们产生兴趣，扩大生活范围。实践证明，适量运动是保持与促进身心稳定与健康的积极有效的方法，锻炼方式可采取步行、快走、游泳、慢跑、太极拳等。

三、综合干预方法

1. 开展健康教育，提高少儿家长健康意识

生命的核心在于健康，健康的关键在于教育。健康教育的最终目的是提高少儿健康水平，让亚健康状态的少儿转变到健康状态。工作的重点应放在让少儿少得病上面，而少得病不仅可节约大量的医疗费用开支，而且可减少疾病对人体健康的影响和对生命的威胁，减少少儿的病痛。

健康教育是研究传播保健知识和技术，影响个体和群体行为，预防疾病，消除健康危险因素，促进健康的一门学科。健康教育从预防为主和健康促进的观点出发，通过有计划、有组织、有系统的社会教育活动，促使人们转变陈旧的观念，自觉采纳有益于健康的行为和生活方式，消除或降低危险因素的影响，改善生活环境，预防疾病，促进健康和提高生活质量。

由于少儿正处于生长发育的关键时期，极易受外界因素的影响，如何使他们养成良好的生活习惯（如排便、进食、睡眠等），掌握科学的生存方法（如学习、观察和分析事物、提问、思考）和社交能力（如何与老师、朋友、同学相处等），培养正确的世界观、人生观、价值观，除了社会和学校的教育，孩子的父母更是责无旁贷。父母是孩子的第一位老师，孩子的一言一行，一举一动，多会以父母为榜样，所谓近朱者赤，近墨者黑。如果家长的生活习惯不科学，对孩子很难有说服力。比如家长吸烟喝酒打麻将不思进取，却要孩子好好学习天天向上；家长晚上熬夜睡懒觉，却要孩子早睡早起锻炼身体等。所以，要提高少儿的健康水平，首先要提高少儿家长的健康意识。

健康教育的主要目的是促使个体或群体改变不健康的行为和生活方式，尤其是组织行为改变。健康教育应遵循以下几个原则：科学性，针对性，艺术性，实效性。

2. 改变不良生活习惯

主要从饮食和睡眠两个方面进行调理。

（1）饮食调摄

饮食有节就是饮食要有节制。包含两层意思，一是指进食的量，二是指进食的时间。所谓饮食有节，即进食要定量、定时。定量指进食量要适中。进食定量适中，恰到好处，则脾胃可以承受，消化、吸收功能运转正常，人体可及时得到营养供应，可以保证各种生理活动。定时是指进食应有较为固定的时间。有规律地定时进食，可以保证饮食在机体内有条不紊地被消化、吸收，并输布到全身。另外饮食要全面均衡。食物的种类多种多样，所含营养成分各不相同，只有做到各种食物合理搭配，才能构成平衡饮食，满足机体各种营养需求，满足各种生理功能的基本需要。同时饮食调摄也要因人、因时、因地制宜，辨证调摄，分辨虚实寒热，脏腑盛衰。

（2）睡眠调理

睡眠是消除疲劳、恢复体力的主要形式，又是调节各种生理功能的重要环节，也是维持生命的重要手段。其主要益处在于：消除疲劳，保护大脑，提高免疫力。调整睡眠应做到按时作息，合理姿势，并保证一定的时间，少儿应以 10 小时为益。

3. 心理调适

心理调适是运用中、西医心理学的原则与技巧，通过语言、表情、姿势、行为以及周围环境的作用，对于亚健康状态少儿进行启发、教育、劝告、暗示，以缓解少儿的心理压力。

4. 心理指导与行为指导

对心理亚健康进行干预的过程，常见方法如下。

（1）语言开导法

语言开导法是采用语言交谈方式进行疏导，用以消除不良情绪和情感活动的一种方法。该方法应用范围极广，是最常用的方法。劝导时应该以准确、生动、灵活、亲切、适当、合理的语言进行劝导，以矫治其心理误区，排除心理障碍，使其心理状态从消极向积极转化。

（2）移情易性法

移情易性法是通过分散注意力，或通过精神转移，排除其内心杂念，改变其不良情绪。情绪不佳时，聆听适宜的音乐，欣赏一场幽默的相声或戏剧，可重振精神。

（3）暗示解惑法

暗示解惑法即意示法，指采用含蓄、间接的方式，对其心理状态产生影响，以诱导其无形中接受治疗性意见；或通过语言等方式，剖析本质、真情，以解除其心中的疑惑，从而达到改善多疑、抑郁等不良情志因素的目的。

（4）宁神静志法

宁神静志法是通过静坐、静卧或静立以及自我控制调节，达到"内无思想之患，外无劳形于事"。在实践中有两种作用，一是强壮正气，防病保健；一是增强抗病能力，祛病除疾。

（5）情趣易性法

情趣易性法是培养和发展多种兴趣爱好，借此以分心怡情，调养性情。正当发展广泛的兴趣爱好，可以改变少儿单调枯燥的生活和学习方式，增加心理宣泄和保持平衡的途径，使之精神上总有着某些良好的寄托，避免陷入强烈或持久的情感波动状态，对于少儿个体形成健康稳定的心身素质颇有益处。

5. 中医辨证调摄

中医学早在数千年前就曾提出"治未病"的概念，即机体处在一种潜在的疾病状态或疾病易感状态。《黄帝内经》中就提出"圣人不治已病治未病"的观点，强调了预防的重要性，与指导防治亚健康的思想有异曲同工之妙。中医在未病阶段的调摄与疾病阶段的治疗一样，有着非常丰富的辨证论治经验和良好的效果，无论是传统内服方药治疗，还是针灸、按摩推拿都是中医干预亚健康的重要方法。

6. 运动健身

运动健身即通过健身运动调整人体的身心状态。生命在于运动，运动是人类生命活动过程中的一种重要形式。但是运动也要遵循以下几个原则：因人制宜，因时制宜，循序渐进，持之以恒，特别是少儿正处于生长发育阶段，更应注意科学运动，防止运动损伤，重点是培养其对体育运动的爱好和兴趣。

7. 游戏、娱乐保健

通过轻松愉快的游戏使亚健康状态的少儿沉浸在欢乐愉悦之中，使其舒畅情志，怡养心神，增加机体的抵抗能力，提高身体素质，寓治疗于娱乐之中，达到养身健身的功效。

四、推拿调理与综合干预相结合

1. 结合的意义

推拿手法是指通过一系列特定的手法作用于人体相应的穴位或部位，通过经络系统的调节和腧穴的作用以调整机体的生理功能，改善其病理环境，以达到防治疾病的作用。如阳虚的患者可用揉法、擦法等手法作用于督脉和相应背俞穴达到振奋阳气、补益五脏、抗御外邪的作用。对于慢性疲劳状态下的失眠、头晕、食欲下降、工作压力大者，选用头、前额、眼区、背部相应的一些穴位进行放松按摩，其效果非常突出。尤其是对周身肌肉关节、肩背疼痛者，通过推拿疏通经络、通其气血，达到"通则不瘀"的作用。大量的临床实践与实验研究证明推拿既可以鼓舞人体正气，又具有疏通经络、消肿止痛、缓解筋脉拘急及延年益寿的作用。推拿治疗使人感觉到机体的轻松、心情的舒畅，更益于治疗亚健康状态。

2. 结合的方法

现有综合干预亚健康状态的方式主要有以下几种：均衡营养，合理膳食，戒除吸烟，限制饮酒，规律睡眠，保障休息，适时健身，怡养精神，回归自然，增加吸氧等。而推拿对于鼓舞人体正气，疏通经络，消肿止痛，缓解筋脉拘急均有良好的疗效，特别是小儿推拿相较于一般干预手段更具独特优势。对于稚阴稚阳之体的小儿，往往服用药物并不是一个万全之举，而推拿不仅没有药物不良反应等后顾之忧，在治疗上又不与其他干预手段相冲突，可以有效和积极地与现有治疗方式相结合。

3. 发展方向

由于医学已转向生物－心理－社会医学模式，健康的标准变得更高。政治、经济、社会、文化诸多因素对人体不良刺激所造成的症状、疾患，单纯的医学治疗常效果不明显，甚至束手无策。故对亚健康应采取综合研究和防治，要系统地研究亚健康的防治措施。推拿具有简便易行，无不良反应等诸多自身优势，应从预防保健及治病缓急两方面对其干预亚健康的功能进行深入研究。

4. 发展前途

目前对于亚健康状态的防治主要包括健康教育、行为干预、自我保健及适当的药物治疗。而推拿学可与现代预防医学相辅相成，不仅仅从治病入手，更从治未病的角度来提高少年儿童的身体素质，避免亚健康的愈演愈烈。因此，推拿调理与综合干预相结合有着十分广阔的前景。

第二章 少儿推拿手法与穴位

第一节 总 论

儿科推拿学形成于明朝，是按摩推拿学的重要组成部分。由于儿童具有脏腑娇嫩、形气未充、生机蓬勃、发育迅速的生理特点，同时又具有抵抗力差、容易发病、传变较快、易趋康复的病理特点，因此少儿推拿与成人按摩推拿相比也有许多不同之处。少儿推拿手法的要求是：轻快、柔和、平稳、着实，适达病所，不可竭力攻伐。少儿疾病以外感和内伤饮食居多，病位多在肺、脾、肝三脏，在治疗上以解表、清热、消导、镇惊为主。

少儿推拿具有以下特点：

1. 推法、揉法次数较多；摩法时间长；掐法则重、快、少，掐后用揉法。

2. 少儿推拿的手法常和穴位结合在一起，如补脾经。

3. 掐、拿、捏等重手法多在治疗结束时使用。

4. 少儿推拿在操作时常用一些介质，如姜汁、滑石粉以滑润皮肤，提高疗效。

5. 少儿推拿的穴位有点状、线状、面状。

6. 少儿推拿的穴位以两手居多。

7. 少儿推拿的穴位名称有些与成人相同，但位置不同（如攒竹），有些位置相同而名称不同（如龟尾、总筋）。

8. 少儿推拿上肢的穴位一般不分男女，但习惯上推拿左手。

9. 书中给定的次数仅作 6 个月至 1 岁患儿临床应用参考。临床时可根据具体病情进行增减。

10. 少儿推拿操作顺序是先头面，其次上肢，再次胸腹腰背，最后是下肢。

在临证时必须审慎果断，治疗及时，若病情复杂或较重，应中西医结合治疗。

第二节　少儿推拿常用手法

（一）推法

1. 直推法

拇指桡侧或指面，或食中二指指面在穴位上作直线推动（图2-1）。

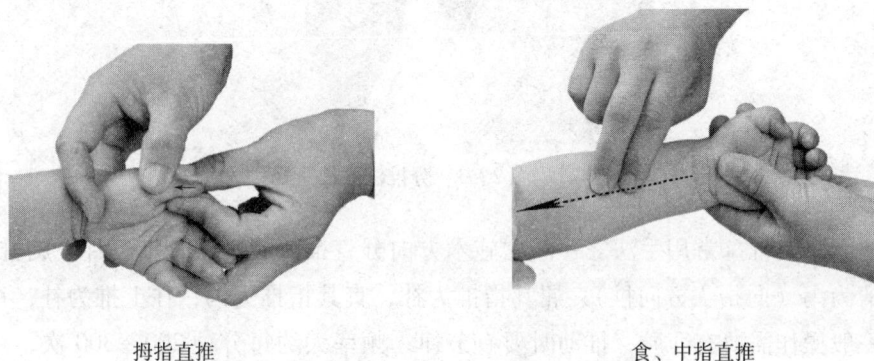

拇指直推　　　　　　　　　　　　　　　食、中指直推

图2-1　直推法

2. 旋推法

以拇指指面在穴位上作顺时针方向的旋转推动（图2-2）。

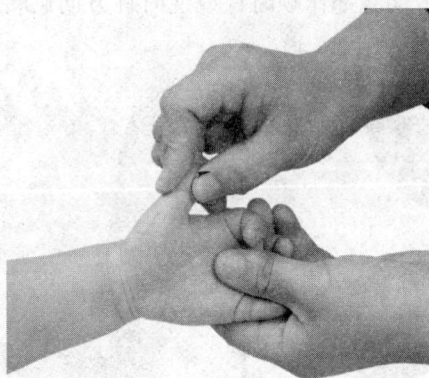

图2-2　旋推法

3. 分（合）推法

　　用两手拇指桡侧或指面，或食中二指指面自穴位向两旁方向推动，或"八"形推动，称分推法，又称分法（图2-3），如从穴位两端向中间推动，称合推法，又称合法。

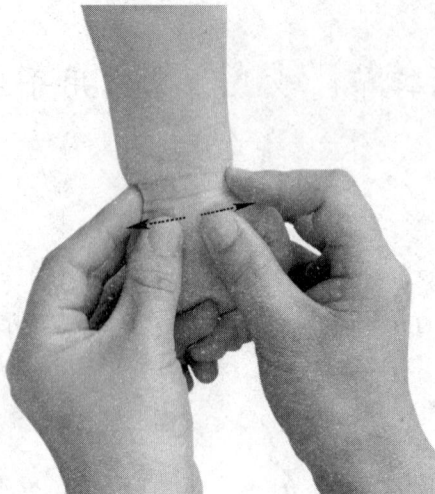

图 2 - 3 分推法

推法为小儿推拿常用手法之一。据施术方向分直推、旋推、分推三种。旋推为补，直推为清为泻（向指尖方向推）；屈其指推为补，直其指推为泻；往上推为补，往下推为清。一般操作需要有介质，推动时要有节律，频率大约每分钟 200～300 次，用力宜柔和均匀，始终如一。在具体穴位上推动的方向与补泻有关，可根据病情辨证而定。

（二）揉法

以拇指、食指、中指的螺纹面，掌根或大鱼际，按于一定部位或穴位上，腕部放松，以肘部为支点，前臂带动腕部作顺时针或逆时针方向旋转运动，称揉法。分别称之为指揉法、掌根揉、鱼际揉（图 2 - 4）。

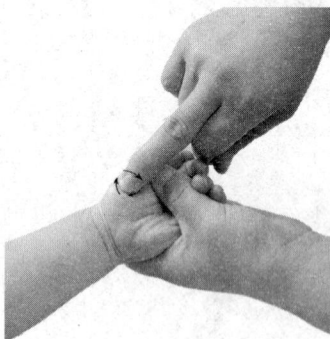

指揉法

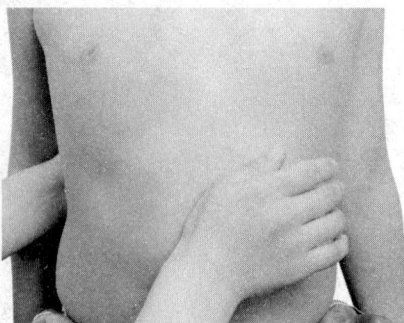

鱼际揉

图 2 - 4 揉法

揉法亦为少儿推拿常用手法之一，操作时压力轻柔而均匀，手不要离开接触的皮肤，使该处的皮下组织随手的揉动而滑动，不要在皮肤上摩擦，频率为每分钟 200～300 次。

（三）按法

以拇指或掌根、掌心在一定的部位或穴位上逐渐向下用力按压，称按法（图2-5）。用拇指端或指腹按压体表，称指按法。用掌根、掌心按压体表称掌按法。掌按法常用在胸腹部。临床上常与揉法配合使用，称为按揉法。

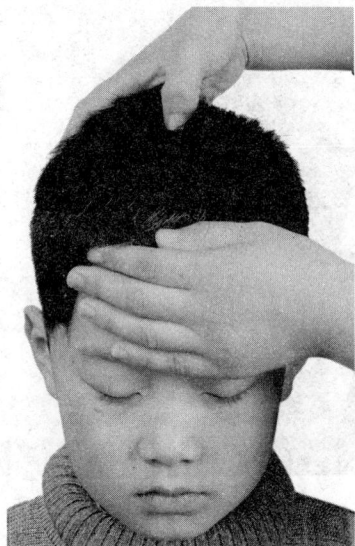

图2-5 按法

按法操作时着力部位要紧贴体表，不可移动，用力要由轻而重，不可用暴力猛然按压。

（四）摩法

摩法是以手掌面或食、中、无名指指面附着于一定部位或穴位上，以腕关节连同前臂作节律性的顺时针或逆时针方向环形移动摩擦。摩法分为掌摩法和指摩法两种（图2-6）。

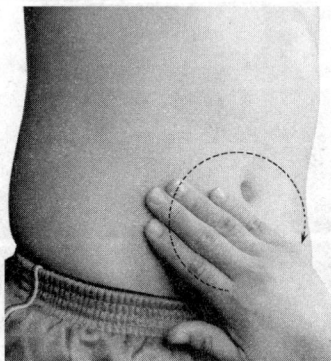

图2-6 摩法

本法为少儿推拿常用手法之一，多用于胸腹部，操作时手法要求轻柔，压力大小宜适当，频率大约每分钟 120～160 次。

（五）掐法

用指甲重刺穴位为掐法（图 2－7）。

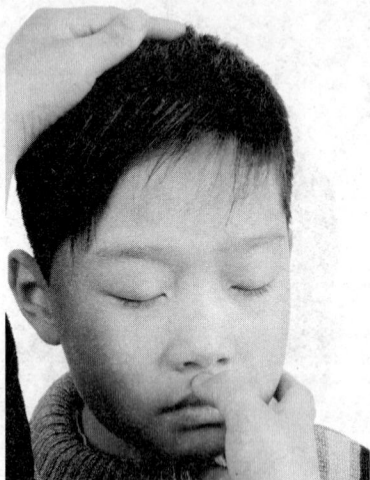

图 2－7　掐法

掐法是强刺激手法之一，掐时要逐渐用力，达到深透为止，注意不要掐破皮肤。掐后轻揉局部，以缓解不适之感。故临床上常与揉法配合应用，称掐揉法。

（六）运法

以拇指或食、中指指端在一定穴位上由此往彼作弧形或环形推动，称运法（图 2－8）。

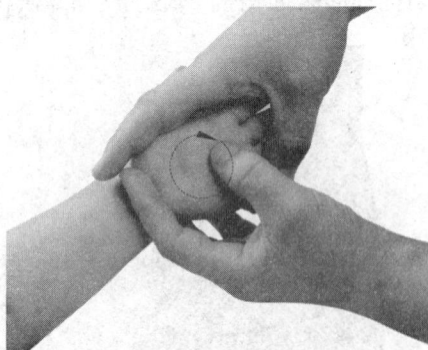

图 2－8　运法

运法宜轻不宜重，宜缓不宜急，要在体表旋转摩擦推动，不带动深层肌肉组织，频率一般为每分钟 80～120 次。

（七）搓法

双掌夹住一定部位，相对用力作快速揉搓，或同时上下往返移动（图2-9）。

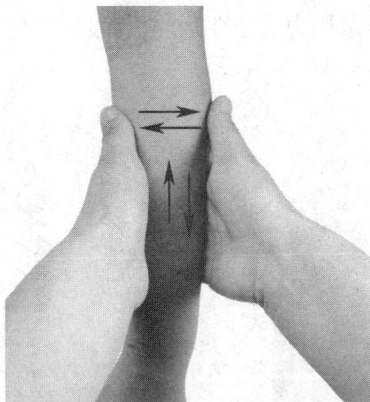

图2-9　搓法

搓法操作时双手用力要对称，搓动要快，移动要慢。

（八）捏法

1. 挤捏法

医者以两手拇、食指在选定部位固定捏住，然后两手拇、食指一齐用力向里挤，再放松，反复3~5次，使局部皮肤变为红色或紫红，甚至黑色为度，称挤捏法。有时可用三棱针针刺后再行挤捏。主要施术于大椎、天突、太阳、眉心等穴，有清热凉血、止痛之功（图2-10）。

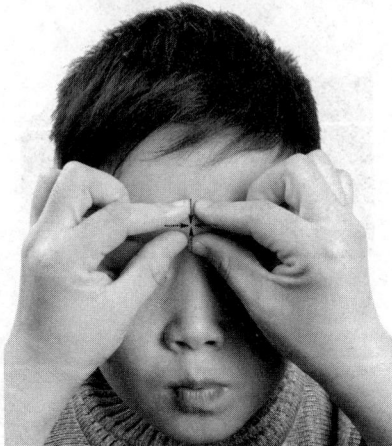

图2-10　挤捏法

2. 捏脊法

食指屈曲，用食指中节桡侧顶住皮肤，拇指前按，两指同时用力提起皮肤，双手交替自腰骶开始向前捻动；或食指屈曲，用食指中节桡侧顶住皮肤，拇指前按，两指同时用力提起皮肤，双手交替自腰骶开始向前捻动（图2-11）。每向前捏捻三下，用力提一下，至大椎穴处。随后再以食、中、无名指端沿脊柱两侧向下梳抹；每提捻一遍，随后梳抹一遍。

操作时捏起皮肤多少及推拿用力大小要适当，而且不可拧转。向前捻动时需作直线前进，不可歪斜。

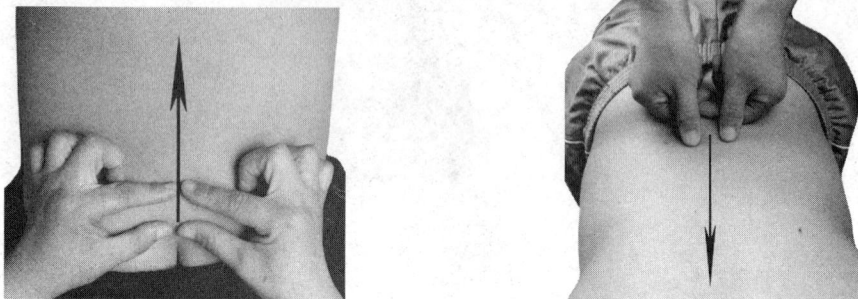

图2-11 捏脊法

（九）拿法

医者以拇、食两指或大拇指和其余四指作相对用力在一定的部位和穴位上进行节律性地提捏（图2-12）。

操作时，用劲要由轻而重，不可突然用力，动作要缓和而有连贯性。

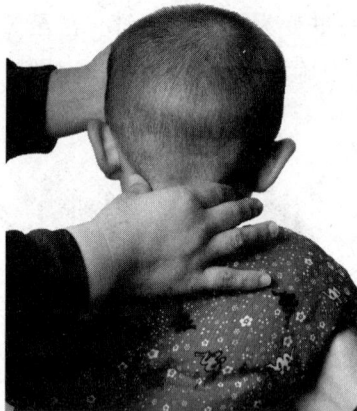

图2-12 拿法

第三节 少儿推拿常用穴位

少儿推拿除运用十四经穴及经外奇穴外，本身还有许多特定的穴位（图2-13，2-14）。这些穴位不仅有"点"状，还有"线"状及"面"状。且以两手居多，正所谓"小儿百脉汇于两掌"。本节重点介绍少儿常用特定穴的位置、操作方法、主治及临床应用，至于推拿每个穴位需要的时间和次数，需根据患儿年龄、大小、身体强弱、病情轻重等情况而有所增减。

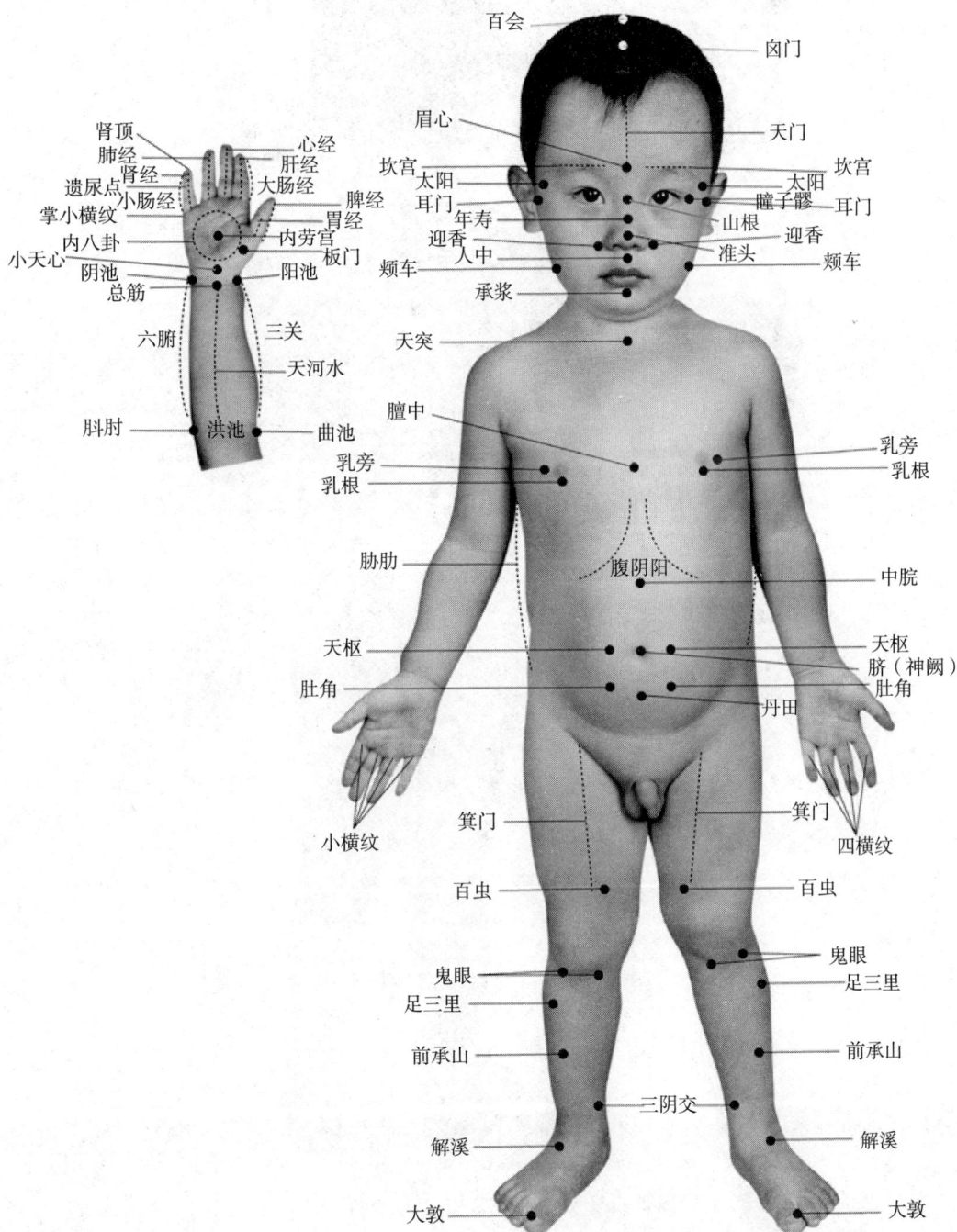

图 2-13 小儿推拿常用穴位 （正面）

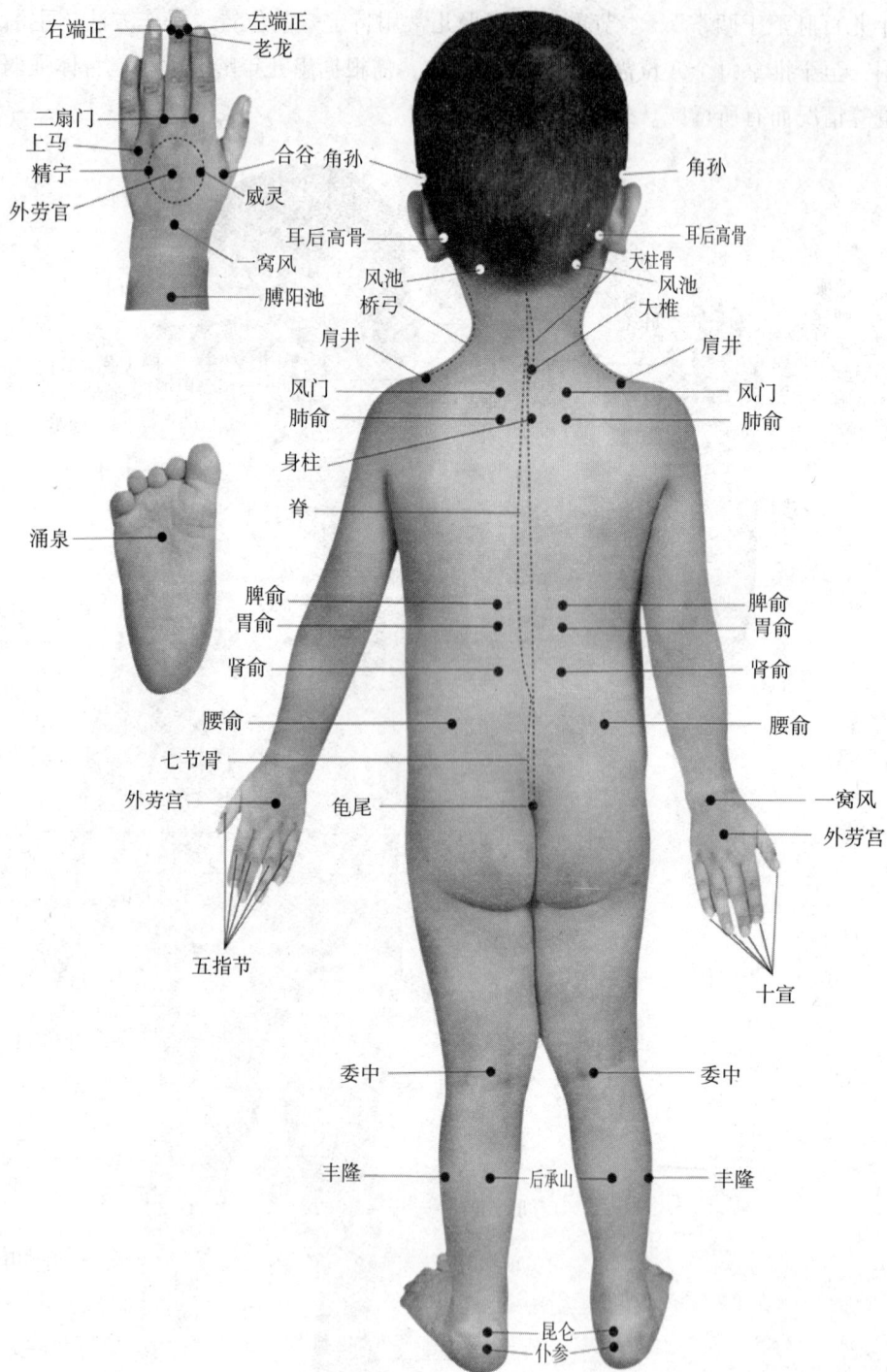

图 2 - 14　小儿推拿常用穴位　（背面）

一、头面部穴位及手法

1. 天门（又名攒竹、三门、天庭）

〔位置〕眉心至前发际成一直线。

〔操作〕两拇指自下而上交替直推，称开天门，又称推攒竹（图2-15）。若用两拇指自下而上交替推至囟门为大开天门。

〔次数〕约30~50次。

〔主治〕头痛、感冒、发热、精神萎靡、惊惕不安等。

〔临床应用〕开天门能疏风解表，开窍醒脑，镇静安神。常用于外感发热、头痛等症，多与推坎宫、揉太阳等合用；若惊惕不安，烦躁不宁，多与清肝经、按揉百会等合用。

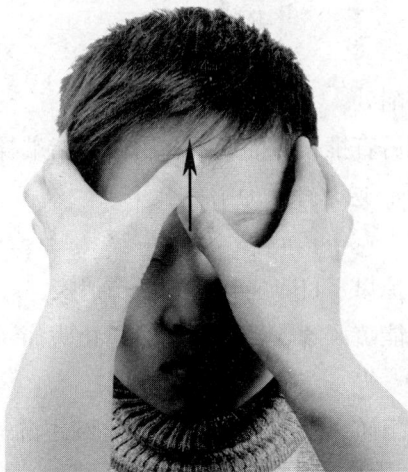

图2-15 开天门

2. 坎宫

〔位置〕自眉心向眉梢成一横线。

〔操作〕两拇指自眉心向眉梢分推称推坎宫（图2-16）。

〔次数〕约30~50次。

〔主治〕外感发热、惊风、头痛、目赤肿痛等。

〔临床应用〕推坎宫能疏风解表，醒脑明目，止头痛。常用于外感发热、头痛等症，多与开天门、揉太阳等合用；若用于治疗目赤肿痛，多与清肝经、掐揉小天心、清天河水等合用。

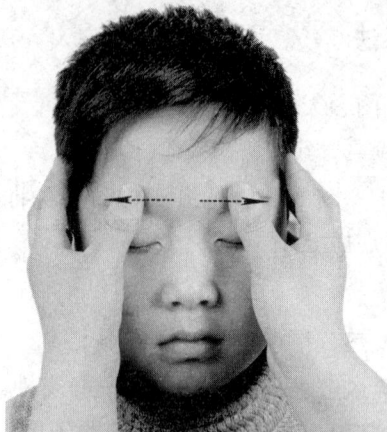

图 2 - 16　分推坎宫

3. 太阳

〔位置〕两侧眉梢后凹陷处。

〔操作〕两拇指自前向后直推，名推太阳。用拇指指端揉该穴，称揉太阳或运太阳（图 2 - 17）。顺时针揉为补，逆时针揉为泻。

〔次数〕约 30 ~ 50 次。

〔主治〕发热、头痛、惊风、目赤痛，外感内伤诸疾。

〔临床应用〕推揉太阳能疏风解表，清热明目，止头痛。主要用于外感发热、头痛等症。

另此处可作望诊用，太阳色青主惊，赤主伤寒，红主淋等。

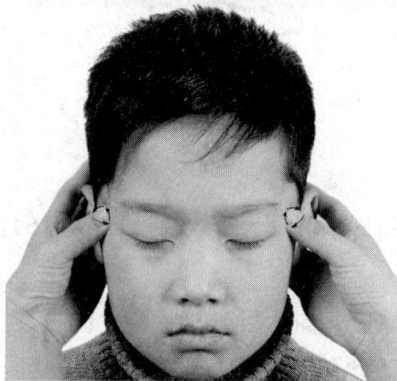

图 2 - 17　揉太阳

4. 高骨（耳后高骨）

〔位置〕耳后入发际高骨下凹陷处。

〔操作〕用两拇指或中指端揉，称揉耳后高骨（图 2 - 18）。

〔次数〕揉50~100次。

〔主治〕头痛、惊风、烦躁不安。

〔临床应用〕揉耳后高骨主要作用为疏风解表，用于治疗感冒头痛，多与开天门、推坎宫、揉太阳等合用；也能安神除烦，治神昏烦躁等症。

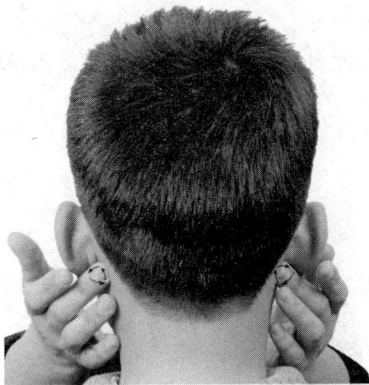

图2-18　揉耳后骨

5. 迎香

〔位置〕鼻翼外缘，鼻唇沟凹陷中。

〔操作〕用拇指按揉，称揉迎香（图2-19）。

〔次数〕30~50次。

〔主治〕鼻塞、流涕。

〔临床应用〕鼻为肺窍，穴居两侧，揉之能宣肺气，通鼻窍。用于感冒或慢性鼻炎等引起的鼻塞流涕、呼吸不畅，多与清肺经、拿风池等合用。

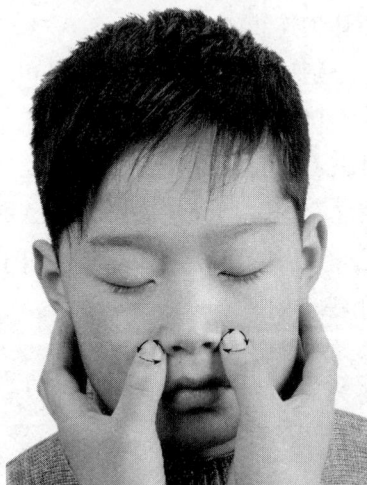

图2-19　揉迎香

6. 人中

〔位置〕在人中沟上三分之一与下三分之二交界处。

〔操作〕拇指甲掐，称掐人中（图2－20）。

〔次数〕掐5次或醒后即止。

〔主治〕惊风、昏厥、抽搐。

〔临床应用〕掐人中能醒神开窍。主要用于急救。若人事不省、窒息、惊厥或抽搐时，掐之有效。多与掐十宣、掐老龙合用。

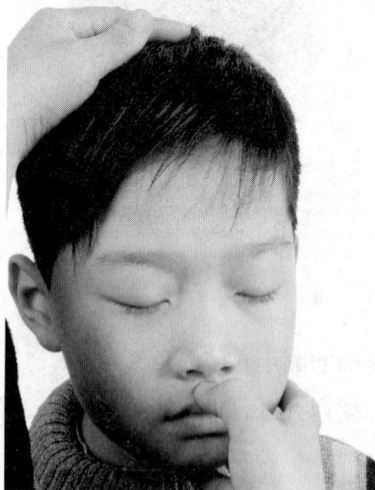

图2－20　掐人中

7. 百会

〔位置〕头顶正中线与两耳尖连线的交叉点。

〔操作〕用拇指按或揉，分别称为按百会、揉百会（图2－21）。

〔次数〕按30次，揉50～100次。

〔主治〕头痛、惊风、目眩、惊痫、脱肛、遗尿等。

〔临床应用〕百会为诸阳之会，按揉之能安神定惊，升阳举陷。治疗惊风、惊痫、烦躁等症，多与清肝经、清心经、掐揉小天心等合用；用于遗尿、脱肛等症，常与补脾经、补肾经、推三关、揉丹田等合用。

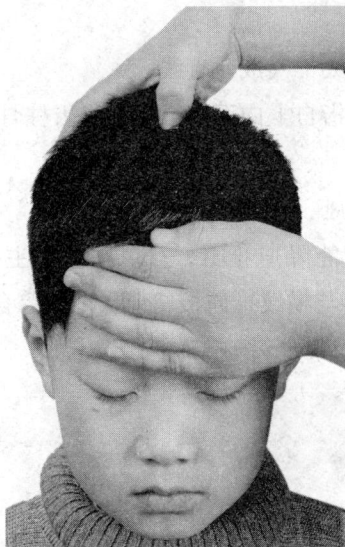

图 2-21　按揉百会

8. 风池

〔位置〕乳突后方，项后枕骨下大筋外侧凹陷中。

〔操作〕用拿法，称拿风池（图 2-22）。

〔次数〕5~10 次。

〔主治〕感冒、头痛、发热、目眩、颈项强痛等。

〔临床应用〕拿风池能发汗解表，祛风散寒。若再配合推攒竹、掐揉二扇门等，发汗解表之力更强。多用于感冒头疼、发热无汗或项背强痛等症。

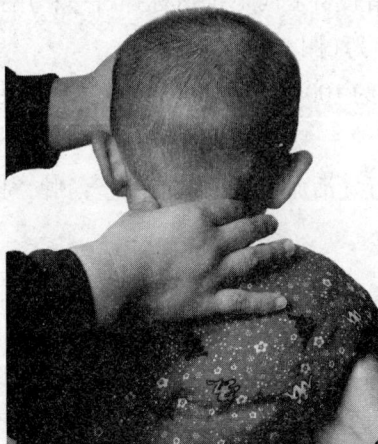

图 2-22　拿风池

9. 天柱骨

〔位置〕颈后发际正中至大椎穴成一直线。

〔操作〕用拇指或食、中指自上向下直推，称推天柱骨（图2-23）。

〔次数〕100～500次。

〔主治〕项强、发热、惊风、呕吐等。

〔临床应用〕推刮天柱骨能降逆止呕，祛风清热。主要治疗呕吐、恶心和外感发热、项强等症。治疗呕恶，多与横纹推向板门、揉中脘等合用。治疗外感发热、颈项强痛等症，多与拿风池、掐揉二扇门等同用。

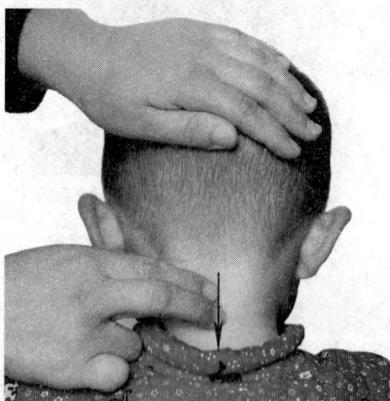

图2-23 推天柱骨

10. 桥弓

〔位置〕自耳后翳风至缺盆成一斜线。

〔操作〕用食、中二指指腹自上向下推抹称抹桥弓；用拇、食、中三指拿捏，称拿桥弓；或用三指揉，称揉桥弓（图2-24）。

〔次数〕抹约20次，揉约100次，拿约3～5次。

〔主治〕肌性斜颈。

〔临床应用〕抹桥弓能行气活血，拿桥弓能软坚消肿，揉桥弓可疏经通络，三法配合治疗小儿先天性肌性斜颈。

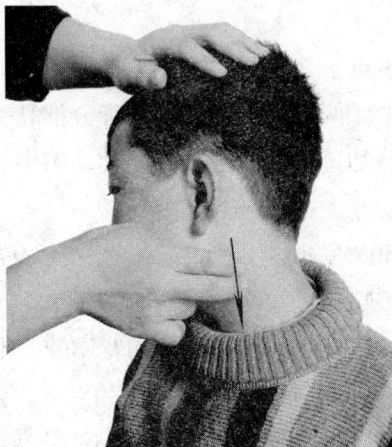

图 2-24　抹桥弓

二、胸腹部穴位及手法

1. 天突

〔位置〕在胸骨切迹上缘正中凹陷中。

〔操作〕食指端按或揉，称按天突或揉天突（图 2-25）。按时中指端微屈，向下向里按抠，要随小儿呼吸起落。

〔次数〕按 10 次，揉 100 次。

〔主治〕咳嗽、咳痰不爽、积食、小便不利等。

〔临床应用〕按揉天突能理气化痰，降逆平喘，止呕。由于气机不利、痰涎壅盛或胃气上逆所致之痰喘、呕吐，多与推揉膻中、揉中脘、运内八卦等合用。若用中指端微屈向下、向里按，动作宜快，可使之吐并能利尿，所谓"开上窍而通下窍"。

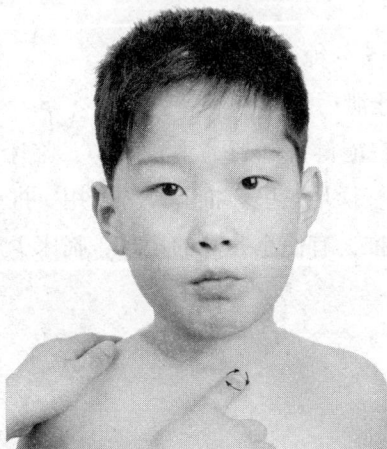

图 2-25　揉天突

2. 膻中

〔位置〕两乳头连线之中点。

〔操作〕中指揉称揉膻中。两拇指自穴中向两旁分推乳头，称分推膻中，又称开胸（图 2 - 26）。用食、中指自胸切迹向下推至剑突，称推膻中。用食、中、无名三指沿胸骨上下摩擦，称擦膻中。

〔次数〕推 100 次，揉 50 次。

〔主治〕胸闷、吐逆、咳喘。

〔临床应用〕膻中穴为气之会穴，居胸中。胸背属肺，推揉膻中能宽胸理气，止咳化痰，对各种原因引起的胸闷、吐逆、痰喘、咳嗽均有效。治疗呕吐、恶心常与运内八卦、横纹推向板门、分腹阴阳合用；治疗热喘，常与清肺经、分推肺俞等合用；治疗痰吐不利，揉膻中，常与揉天突、按揉丰隆等合用。

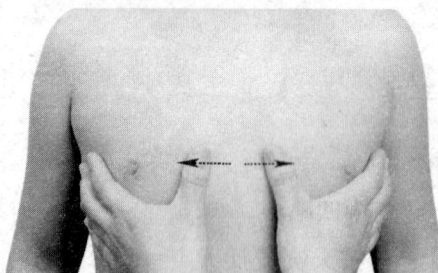

图 2 - 26　分推膻中

3. 中脘

〔位置〕肚脐正中直上 4 寸。

〔操作〕用指端按或掌揉，称揉中脘（图 2 - 27）；用掌心或四指摩，称摩中脘；自中脘向上直推于喉下，或自喉往下推至中脘，称推中脘；自中脘向上直推至鸠尾，又称推三焦。

〔次数〕揉按 50 次，摩 5 分钟，推 300 次。

〔主治〕腹胀食积、呕吐泄泻等。

〔临床应用〕按、揉中脘能健脾和胃，消食和中。临床常用于泄泻、呕吐、腹胀、腹痛、食欲不振等症，多与按揉足三里、推脾经等合用。推中脘自上而下，主治胃气上逆，嗳气呕恶；自下而上直推，有使小儿吐的记载，临床少用。

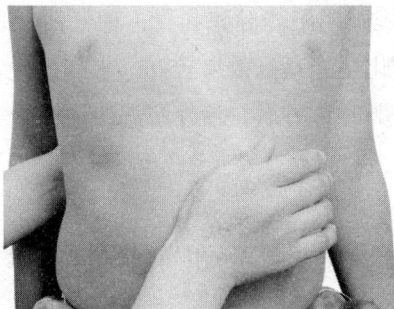

图 2 - 27 揉中脘

4. 腹

〔位置〕腹部。

〔操作〕两手拇指沿肋弓边缘向两旁分推称分推腹阴阳（图 2 - 28），用掌面或食、中、无名指指腹摩称摩腹（图 2 - 29）。

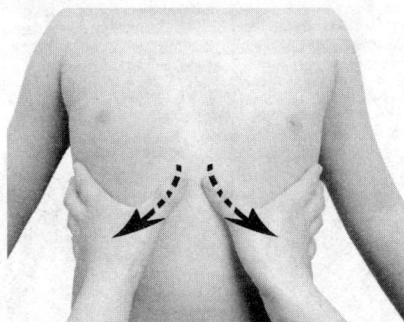

图 2 - 28 分推腹阴阳

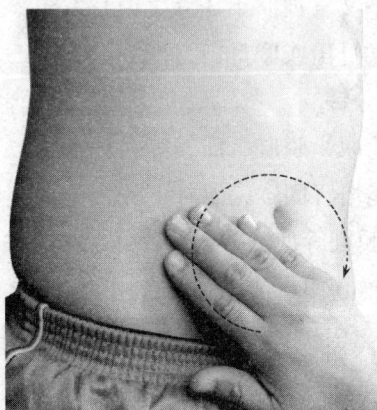

图 2 - 29 摩腹

〔次数〕分推 200 次，摩 5 分钟。

〔主治〕腹痛、消化不良、恶心呕吐等。

〔临床应用〕摩腹、分推腹阴阳能健脾和胃，理气消食。对于小儿腹泻、呕吐、恶心、便秘、腹胀、厌食等消化功能紊乱效果较好。常与捏脊、按揉足三里合用，作为小儿保健手法。摩腹一般均按顺时针方向，治疗腹泻为逆时针方向。

5. 脐

〔位置〕肚脐正中。

〔操作〕用中指端揉，称揉脐（图2-30）；指摩或掌摩称摩脐。

〔次数〕揉50次，或3~5分钟。

〔主治〕腹胀、腹痛、食积、便秘、吐泻等。

〔临床应用〕揉脐、摩脐能温阳散寒，补益气血，健脾和胃，消食导滞，多用于腹泻、便秘、腹痛、疳积等症。临床上揉脐、摩腹、推上七节骨、揉龟尾常配合应用，简称"龟尾七节，摩腹揉脐"，治疗脾虚腹泻。

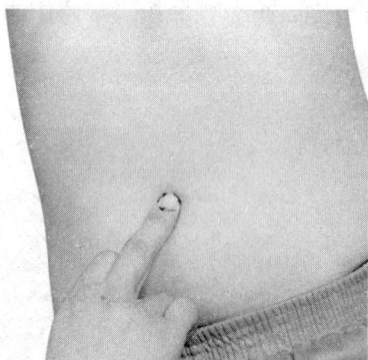

图2-30 揉脐

6. 丹田

〔位置〕小腹部（有脐下2寸或脐下3寸之说）。

〔操作〕或揉或摩，称揉丹田或摩丹田（图2-31）。

〔次数〕揉50次或摩5分钟。

〔主治〕腹痛、泄泻、遗尿、脱肛、疝气等。

〔临床应用〕揉摩丹田能培肾固本，温补下元，分清别浊。多用于先天不足，寒凝少腹之腹痛、疝气、遗尿、脱肛等症，常与补肾经、推三关、揉外劳宫等合用。揉丹田对尿潴留有效，临床上常与推箕门、清小肠等合用。

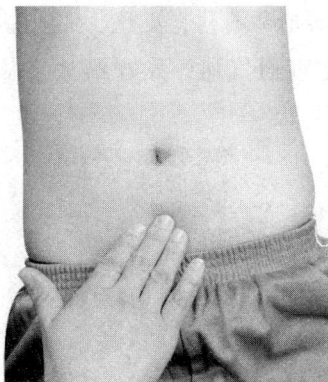

图 2 - 31　揉丹田

7. 肚角

〔位置〕脐中旁开两寸大筋上。

〔操作〕用拇、食、中三指作拿法，称拿肚角（图 2 - 32）。

〔次数〕约 5 次。

〔主治〕腹痛、腹泻。

〔临床应用〕按、拿肚角是止腹痛的要法，对各种原因引起的腹痛均可应用，特别是对寒痛、伤食痛效果更好。本法刺激较强，一般拿 3～5 次即可，不可拿得时间太长。为防止患儿哭闹影响手法的进行，可在诸手法行毕，再拿此穴。

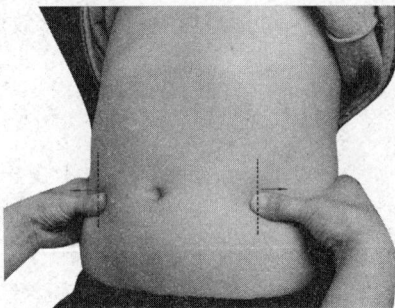

图 2 - 32　拿肚角

三、腰背部穴位及手法

1. 肩井（膊井）

〔位置〕在大椎与肩髃穴连线之中点，肩背筋间处。

〔操作〕用拇指与食、中二指对称用力提拿肩筋，称拿肩井（图 2 - 33），用指端按其穴称按肩井。

〔次数〕约 5 次。

〔主治〕感冒、惊厥、上肢抬举不利、畏寒、头项痛、肩背痛等。

〔临床应用〕按拿肩井能宣通气血，发汗解表。临床上多作为治疗结束后的总收法。

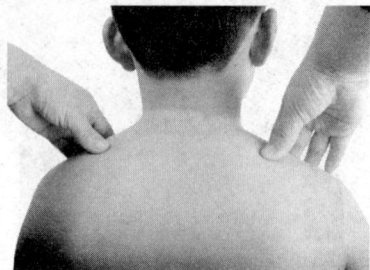

图 2-33 拿肩井

2. 大椎

〔位置〕第七颈椎棘突下。

〔操作〕拇指面揉称揉大椎（图 2-34），或以两手食、中指屈曲挤捏，称挤捏大椎。

〔次数〕揉 30 次，捏 50 次。

〔主治〕发热、项强。

〔临床应用〕揉大椎有清热解表作用，主要用于感冒、发热、项强等病症。此外，刮法或捏法，至皮下出现瘀血为止，对百日咳有一定的疗效。

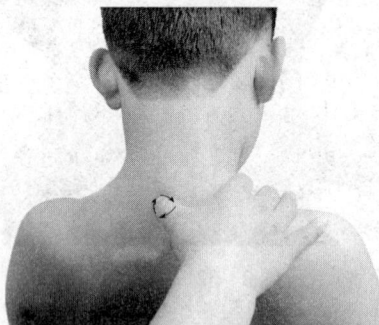

图 2-34 揉大椎

3. 肺俞

〔位置〕第三椎下（第三胸椎与第四胸椎棘突间）旁开 1.5 寸。

〔操作〕用两拇指揉或食、中两指揉其穴，称揉肺俞（图 2-35）。两拇指分别自肩胛骨内缘从上而下推动，称分推肺俞或分推肩胛骨；用食、中、无名指指面擦肺俞部称擦肺俞。

〔次数〕揉约50次，推100~300次。

〔主治〕咳嗽、发热、胸闷、胸痛。

〔临床应用〕揉肺俞、分推肺俞能调肺气，补虚损，止咳嗽，多用于呼吸系统疾病。如久咳不愈，按揉肺俞时可加沾少许盐粉，提高疗效。通常寒喘、风寒咳嗽用揉法或擦法，热喘和热咳嗽用分推法。

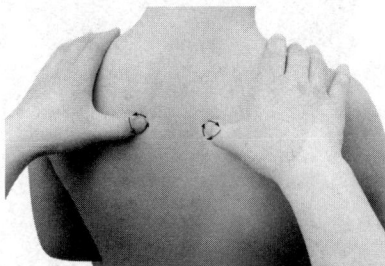

图2-35　揉肺俞

4. 脾俞

〔位置〕第十一椎下（第十一胸椎与第十二胸椎棘突间）旁开1.5寸。

〔操作〕用两拇指或食、中两指揉其穴，称揉脾俞（图2-36）。

〔次数〕50~100次。

〔主治〕呕吐、腹泻、疳积、食欲不振、黄疸、水肿、慢惊风、四肢乏力等。

〔临床应用〕揉脾俞能健脾胃、助运化、祛水湿。常治疗脾胃虚弱、消化不良等症，多与推脾经、按揉足三里等合用。

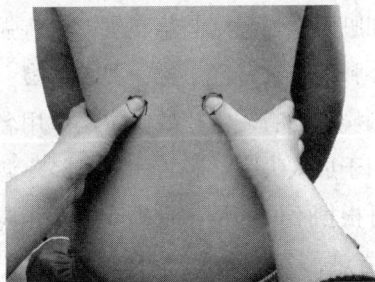

图2-36　揉脾俞

5. 肾俞

〔位置〕第十四椎下（第二腰椎与第三腰椎棘突间）旁开1.5寸。

〔操作〕用两拇指或食、中两指揉其穴，称揉肾俞（图2-37）；用掌根或小鱼际擦，称擦肾俞。

〔次数〕50~100次。

〔主治〕哮喘、腹泻、便秘、少腹痛、下肢痿软乏力等。

〔临床应用〕揉肾俞能滋阴壮阳，补益肾气，用于肾虚哮喘、腹泻、阴虚便秘或下肢瘫痪等症，多与揉上马、补脾经或推三关等合用。擦肾俞能温补肾阳，常用于肾元虚寒，命门火衰。

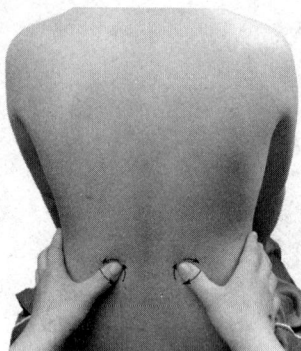

图 2 - 37　揉肾俞

6. 脊柱

〔位置〕大椎至长强成一直线。

〔操作〕用食、中二指面自上而下作直推，称推脊（图 2 - 38）；用捏法自下而上，称为捏脊（见图 2 - 11）；用大拇指自上而下按揉脊柱骨，称按脊。

〔次数〕推约 100 次，捏 3 ~ 5 遍，按 3 ~ 5 遍。

〔主治〕发热、惊风、疳积、泄泻、瘫痪等。

〔临床应用〕脊柱穴属督脉，督脉贯脊属脑络肾，督率阳气，统摄真元。用捏脊法自下而上能调阴阳、理气血、和脏腑、通经络、培元气，具有强身健体之功能，是小儿常用保健手法之一。临床上多与补肺经、补肾经、推三关、摩腹、按揉足三里等配合应用，治疗先、后天不足，以及小儿瘫痪，均有一定疗效。本法单用名捏脊疗法，不仅常用于小儿疳积、腹泻等病症，还可应用于成人失眠、肠胃病、月经不调等病症。本法操作时亦旁及足太阳膀胱经。临床操作时可根据不同病情，重提或按揉相应的背部腧穴，以加强疗效。

推脊柱穴从上至下，能清热，多与清天河水、退六腑、推涌泉等合用。

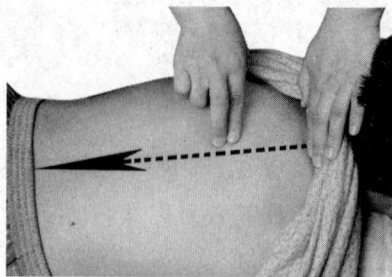

图 2 - 38　推脊

7. 七节骨

〔位置〕命门至尾椎骨端（长强）成一直线。

〔操作〕用拇指面或食、中二指面自下向上或自上向下作直推，分别称为推上七节骨或推下七节骨（图2-39）。

〔次数〕约100次。

〔主治〕泄泻、便秘、痢疾、脱肛等。

〔临床应用〕推上七节骨能温阳止泻，多用于虚寒腹泻、久痢等症。临床上还与按揉百会、揉丹田等合用，治疗气虚下陷的脱肛、遗尿等症。若属实热症，则不宜用本法，用后多令小儿腹胀或出现其他变症。推下七节骨能泻热通便，多用于肠热便秘，或痢疾等症。若腹泻属虚寒者，不可用本法，恐致滑泄。

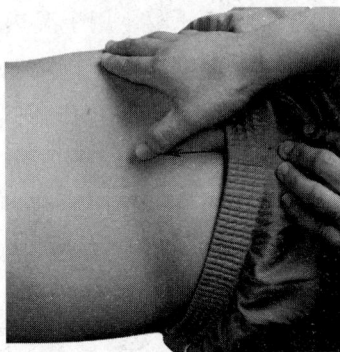

图2-39　推上七节骨

8. 龟尾

〔位置〕尾椎骨端。

〔操作〕用拇指或中指端揉，称揉龟尾（图2-40）。

〔次数〕约100次。

〔主治〕泄泻、便秘、脱肛等。

〔临床应用〕龟尾穴即督脉经之长强穴，揉之能通调督脉之经气，调理大肠的功能。穴性平和，能止泻，也能通便。多与揉脐、推七节骨配合使用，治疗腹泻、便秘等症。

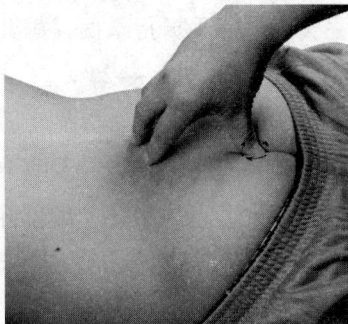

图2-40　揉龟尾

四、上肢部穴位及手法

1. 脾经（又名脾土）

〔位置〕拇指桡侧缘或拇指末节螺纹面。

〔操作〕医者以左手握住患儿之手，同时以拇、食二指捏患儿拇指，使之微屈，再以右手拇指自患儿拇指指尖推向板门为补脾经（图2-41）。若将患儿拇指伸直，自板门推向指尖为泻脾经。来回推为平补平泻，为清补脾经。

〔次数〕100~300次。

〔主治〕食欲不振、消化不良、恶心呕吐、腹泻、痢疾等。

〔临床应用〕①补脾经能健脾，补气血，用于脾胃虚弱的食欲不振、肌肉消瘦、消化不良等症。②清脾经能清热利湿，化痰止呕，用于湿热熏蒸，皮肤发黄、恶心呕吐、腹泻、痢疾等症。但小儿脾胃虚弱，不宜攻伐太过，一般情况下，脾经穴多用补法，体壮邪实者方能用清法。③小儿体虚，正气不足，患斑疹热病时推补本穴，可使隐疹透出。但手法宜快，用力宜重。

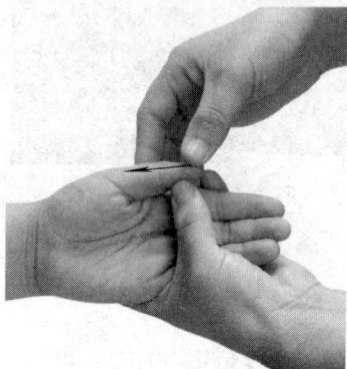

图2-41　补脾经

2. 肝经（又名肝木）

〔位置〕食指掌面或食指末节螺纹面。

〔操作〕医者一手握患儿手，以另一手拇指掌面自患儿食指尖向指根方向直推为补肝经，由食指根向指尖方向推为清肝经（图2-42）。

〔次数〕100~500次。

〔主治〕烦躁不安、惊风、目赤、五心烦热、口苦咽干等。

〔临床应用〕①清肝经能平肝泻火，息风镇惊，解郁除烦。常用于惊风、抽搐、烦躁不安、五心烦热等症。②肝经宜清不宜补，若肝虚应补时则需补后加清或以补肾经代之，称之滋肾养肝法。

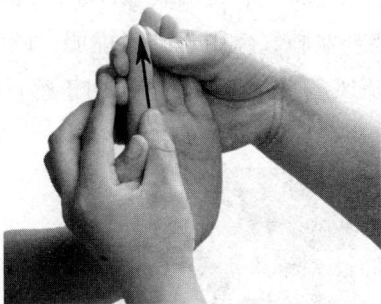

图 2-42　清肝经

3. 心经（又名心火）

〔位置〕中指掌面或中指末节螺纹面。

〔操作〕一手固定患儿中指，以另一手拇指掌面自中指根横纹处推向指尖，称清心经（图 2-43），反之则为补心经。统称为推心经。

〔次数〕100～500 次。

〔主治〕高热神昏、五心烦热、口舌生疮、小便赤涩、心血不足、惊惕不安等。

〔临床应用〕①清心经能清热泻火。常用于心火炽盛引起的高热神昏、口疮弄舌、小便短赤等，常与清天河水、清小肠等合用。②本穴宜清不宜补，恐引动心火。若气血不足而见心烦不安、睡卧露睛等症，需用补法时，可补后加清或以补脾经代之。

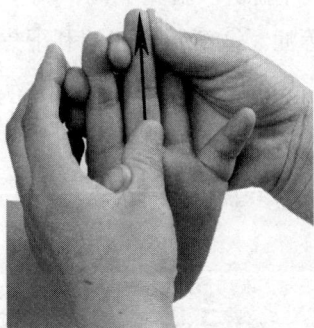

图 2-43　清心经

4. 肺经（又名肺金）

〔位置〕无名指掌面或无名指末节螺纹面。

〔操作〕一手固定患儿无名指，以另一手拇指掌面自无名指根向指尖方向为清，称清肺经（图 2-44）；向指根方向推为补，称补肺经。

〔次数〕100～500 次。

〔主治〕感冒、发热、咳嗽、胸闷、气喘、虚汗、脱肛等。

〔临床应用〕①补肺经能补益肺气，用于肺气虚弱、咳喘、虚汗、畏寒等肺经虚寒证。②清肺经能宣肺清热，疏风解表，化痰止咳，用于感冒发热及咳嗽痰喘、痰鸣等肺经实热证。

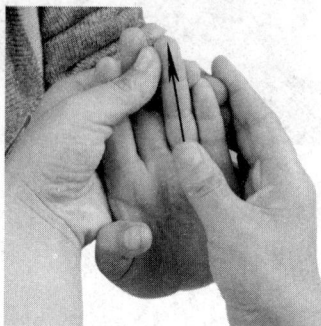

图 2-44　清肺经

5. 肾经（又名肾水）

〔位置〕小指掌面或小指末节螺纹面。

〔操作〕一手固定患儿小指，以另一手拇指掌面由指尖向指根方向直推为补，称补肾经（图2-45）。由指根向指尖直推为清，称清肾经。

〔次数〕100~300 次。

〔主治〕先天不足，久病体虚，肾虚腹泻、遗尿、虚喘，膀胱蕴热之小便淋沥刺痛等。

〔临床应用〕①补肾经能补肾益脑，温养下元，用于先天不足，久病体虚，肾虚久泻、多尿、遗尿、虚汗、虚喘等症。②清肾经能清利下焦湿热，用于膀胱蕴热，小便赤涩等症。临床肾经多用补法，需用清法时，亦多以清后溪代之。

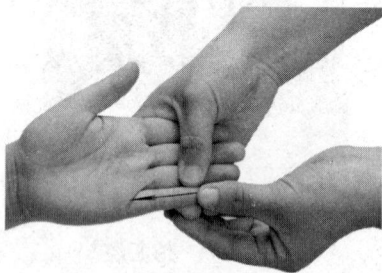

图 2-45　补肾经

6. 大肠（又名小三关、指三关）

〔位置〕食指桡侧缘，自食指尖至虎口成一直线，又有本穴为商阳穴之说。

〔操作〕左手托患儿之手，以拇、中二指夹住患儿食指，以右手拇指桡侧从患儿食指尖推向虎口为补，称补大肠（图2-46），反之为清大肠。

〔次数〕100～300次。

〔主治〕腹泻、痢疾、脱肛、便秘等。

〔临床应用〕①补大肠能涩肠固脱，温中止泻，用于虚寒腹泻、脱肛等病症。②清大肠能清利肠道，除湿热，导积滞，多用于湿热泄泻，或食积滞留肠道，身热腹痛、下痢赤白、大便秘结等症。

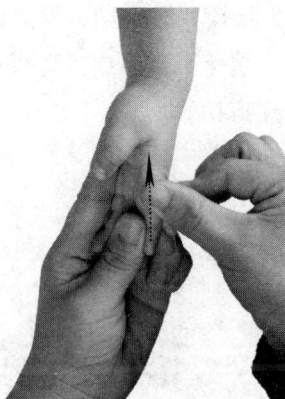

图2-46　补大肠

7. 小肠

〔位置〕小指尺侧赤白肉际，自指尖到指根成一直线。

〔操作〕一手固定小儿之手，以另一手拇指指腹自小指尺侧缘由指尖直推向指根为补，称补小肠，反之则为清小肠（图2-47）。

〔次数〕约100～300次。

〔主治〕小便赤涩、水泻、遗尿、尿闭等。

〔临床应用〕清小肠能清利下焦湿热，泌清别浊，多用于小便短赤不利、尿闭、水泻等症。若心经之热移至小肠，配合清天河水可增强清热利尿之功。若属下焦虚寒、多尿、遗尿，则宜用补小肠。

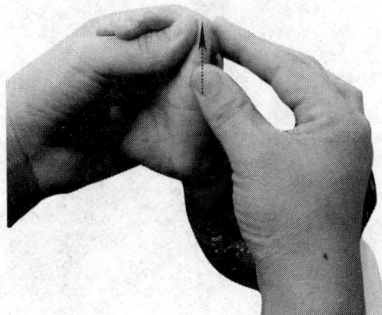

图2-47　清小肠

8. 四横纹（又名四缝）

〔位置〕掌面食、中、无名、小指第一指间关节横纹处。

〔操作〕拇指甲掐，称掐四横纹；或将患儿四指并拢，自食指中节横纹处推向小指中节横纹，称推四横纹（图2-48）。

〔次数〕各掐5次或推100次。

〔主治〕疳积、惊风、气喘、腹痛等。

〔临床应用〕本穴掐之能退热除烦，散瘀结；推之能调中行气，和气血，消胀满。临床用于疳积、腹胀、气血不和、消化不良等症，常与补脾经、揉中脘等合用。也可用毫针或三棱针点刺本穴出血以治疗疳积。

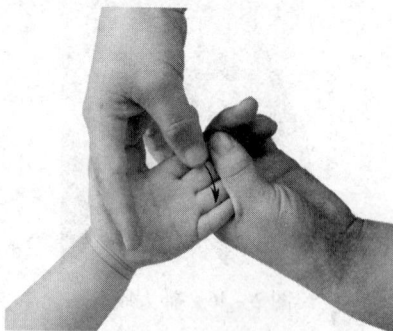

图2-48 推四横纹

9. 小横纹

〔位置〕掌面食、中、无名、小指掌指关节横纹处。

〔操作〕拇指甲掐，称掐小横纹；拇指桡侧推，称推小横纹（图2-49）。

〔次数〕各掐5次或推100次。

〔主治〕发热、烦躁、腹胀等。

〔临床应用〕推掐本穴能退热、消胀散结。主要用于脾胃热结、口唇破烂及腹胀等症。临床上还用推小横纹治疗肺部干性啰音。

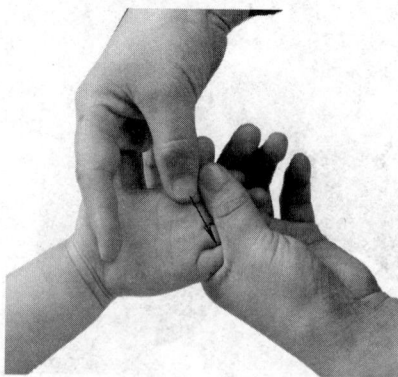

图2-49 推小横纹

10. 掌小横纹

〔位置〕掌面小指根下、尺侧掌横纹头。

〔操作〕中指或拇指端按揉，称揉掌小横纹（图2-50）。

〔次数〕100~500次。

〔主治〕痰热喘咳、口舌生疮、顿咳流涎等。

〔临床应用〕揉掌小横纹能清热散结，宽胸宣肺，化痰止咳，主要用于喘咳、口舌生疮等。为治疗百日咳、肺炎的要穴。临床用揉掌小横纹治疗肺部湿性啰音，有一定疗效。

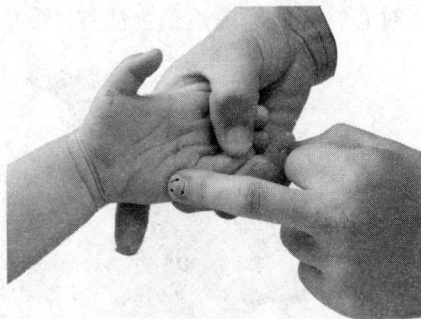

图2-50 揉掌小横纹

11. 板门

〔位置〕大鱼际部，或大指本节0.5寸处。

〔操作〕指端揉，称揉板门（图2-51）；自拇指根推向掌根或反之，称推板门。

〔次数〕100次。

〔主治〕食积腹胀、呕吐、泄泻等。

〔临床应用〕①揉板门能健脾和胃，消食化滞，运达上下之气，多用于乳食停积、食欲不振或嗳气、腹胀、腹泻、呕吐等症。②板门推向掌根能止泻，掌根推向板门能止呕吐。③本穴还常用于"割治"，以治疗"疳积"。

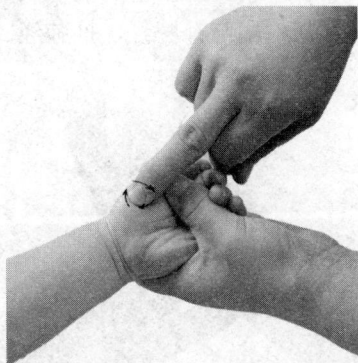

图2-51 揉板门

12. 内劳宫

〔位置〕掌心中，握拳中指端下是穴。

〔操作〕中指端揉，称揉内劳宫（图2-52）。以拇指指面自小指指根掐运起，经小天心至内劳宫，称运内劳宫。

〔次数〕揉50次，运100次。

〔主治〕口舌生疮、发热、烦渴等。

〔临床应用〕①揉内劳宫能清热除烦，用于心经热所致口舌生疮、发热、烦渴等症。②运内劳宫能清虚热，对心、肾两经虚热最为适宜。

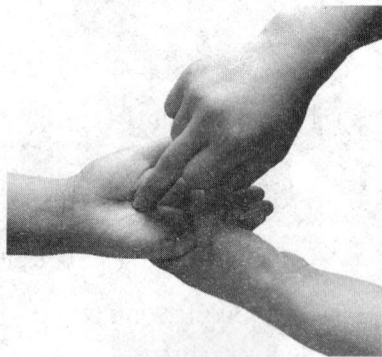

图2-52 揉内劳宫

13. 内八卦

〔位置〕掌心周围，通常以内劳宫为圆心，以内劳宫至中指根横纹的2/3为半径作圆。

〔操作〕用拇指面作运法，称运内八卦（图2-53）。

〔次数〕50次。

〔主治〕胸闷气逆、泄泻、呕吐等。

〔临床应用〕运内八卦能宽胸利膈，理气化痰，行滞消食，用于痰结喘咳、乳食内伤、胸闷、腹胀、呕吐、泄泻等症，多与补脾经、推肺经、揉板门、揉中脘等合用。顺运止泻，逆运止吐。

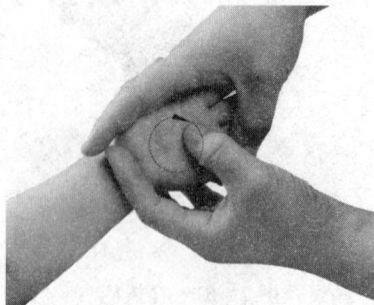

图2-53 运内八卦

14. 小天心

〔位置〕手掌大、小鱼际交接处凹陷中。

〔操作〕用指掐、揉、捣，称掐、揉、捣小天心（图2-54）。

〔次数〕揉50次，掐5次，捣3~5次。

〔主治〕惊风、神昏、寐差等。

〔临床应用〕①揉小天心能清热、镇惊利尿、明目，主要用于心经有热而致目赤肿痛、口舌生疮、惊惕不安；或心经有热，移热于小肠而见小便短赤等症。此外，对新生儿硬皮症、黄疸、遗尿、水肿、疥疮、痘疹欲出不透亦有效。②掐、捣小天心能镇惊安神，主要用于惊风抽搐、夜啼、惊惕不安等症。若见惊风眼翻、斜视，可配合掐老龙、掐人中、清肝经等法。眼上翻者则向下掐、捣；右斜视者则向左掐、捣；左斜视者则向右掐、捣。

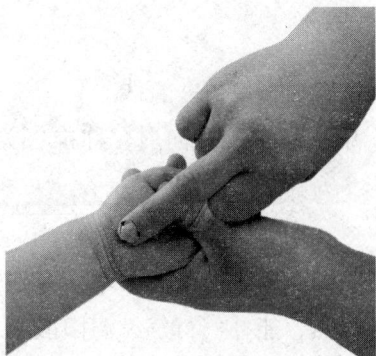

图2-54 揉小天心

15. 大横纹（又名手阴阳）

〔位置〕仰掌，掌后横纹。近拇指端称阳池，近小指端称阴池。

〔操作〕两拇指自掌后横纹中（总筋）向两旁分推，称分推横纹，又称分阴阳（图2-55）。若自两旁向中间合推，则称合推大横纹或合阴阳。

〔次数〕30次。

〔主治〕外感内伤诸疾。

〔临床应用〕①分阴阳能平衡阴阳，调和气血，行滞消食，多用于阴阳不调、气血不和而致寒热往来，烦躁不安，以及乳食停滞、腹胀、腹泻、呕吐等症。亦有用治痢疾，有一定效果。但在操作时，如实热证阴池宜重分，虚寒证阳池宜重分。②合阴阳能行痰散结，多用于痰结喘嗽、胸闷等症。若本法配揉肾纹、清天河水，能加强行痰散结的作用。

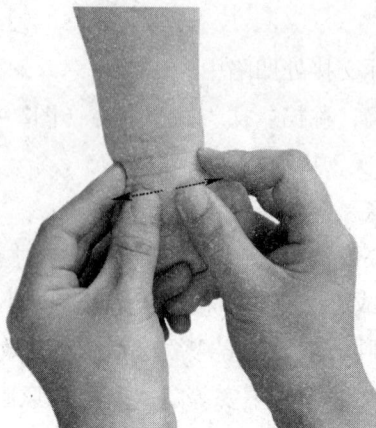

图 2 - 55　分推手阴阳

16. 三关

〔位置〕前臂桡侧，腕横纹至肘横纹成一直线。

〔操作〕用拇指面或食、中指面自腕推向肘，称推三关（图 2 - 56）；自拇指外侧端推向肘，称为大推三关。

〔次数〕300 次。

〔主治〕气血不足，病后体弱，阳虚肢冷及风寒感冒等。

〔临床应用〕①推三关性温热，能补气行气，温阳散寒，发汗解表，主治一切虚寒病证，非虚寒病证宜慎用。临床上治疗气血虚弱、命门火衰、下元虚冷、阳气不足引起的四肢厥冷、面色无华、食欲不振、疳积吐泻等症，多与补脾经、补肾经、揉丹田、捏脊、摩腹等合用。②对风寒感冒、怕冷无汗或疹出不透等病症，多与清肺经、推攒竹、掐揉二扇门等合用。此外，对疹毒内陷、黄疸、阴疽等症亦有疗效。

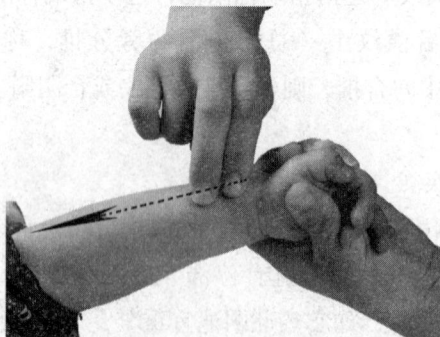

图 2 - 56　推三关

17. 天河水

〔位置〕前臂正中，腕横纹至肘横纹成一直线。

〔操作〕用食、中二指面自腕推向肘称清天河水（图2-57）。

〔次数〕300次。

〔主治〕发热。

〔临床应用〕①性凉，较平和，能清热解表，泻火除烦，主要用于治疗热性疾病，清热而不伤阴。多用于五心烦热、口燥咽干、唇舌生疮、夜啼等症。对于感冒发热、头痛、恶风、汗微出、咽痛等外感风热者，也常与开天门、推坎宫、揉太阳等合用。②弹打天河水（打马过天河）清热之力大于清天河水，多用于实热、高热等。

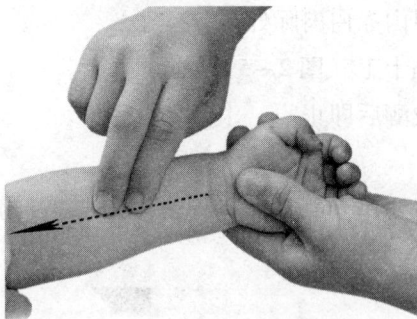

图2-57　清天河水

18. 六腑

〔位置〕前臂尺侧，阴池至肘成一直线。

〔操作〕用拇指面或食、中指面自肘推向腕称退六腑或推六腑（图2-58）。

〔次数〕300次。

〔主治〕高热、烦渴、大便秘结等一切实热证。

〔临床应用〕退六腑性寒凉，能清热凉血、解毒，对温病邪入营血、脏腑郁热积

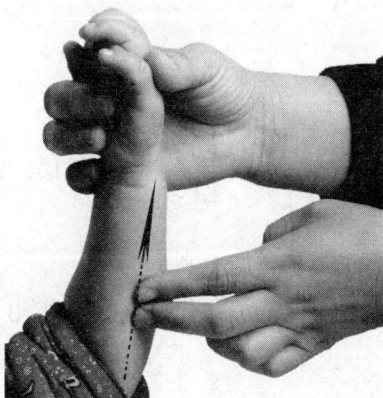

图2-58　退六腑

滞、壮热烦渴、腮腺炎等实热证均可应用。本穴与补脾经合用，有止汗的效果。若患儿平素大便溏薄，脾虚腹泻者，本法慎用。

本法与推三关为大凉大热之法，可单用，亦可合用。若患儿气虚体弱，畏寒怕冷，可单用推三关。如高热烦渴、发斑等，可单用退六腑。而两穴合用能平衡阴阳，防止大凉大热，伤其正气。如寒热夹杂，以热为主，则可以退六腑六数，推三关四数之比推之；若以寒为重则可以推三关六数，退六腑四数之比推之。

19. 十王（又名十宣）

〔位置〕十指尖，指甲内赤白肉际处。

〔操作〕用掐法，称掐十王（图2-59）。

〔次数〕各掐5次，或醒后即止。

〔主治〕惊风、昏厥。

〔临床应用〕掐十王主要用于急救，有清热、醒神、开窍的作用，多与掐老龙、掐人中、掐小天心等合用。

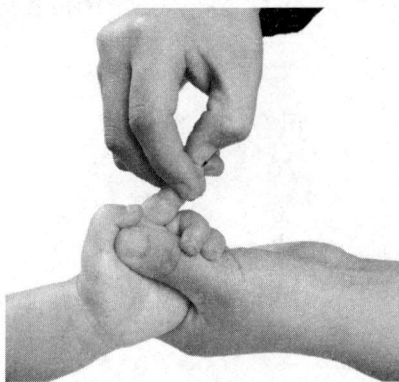

图2-59　掐十王

20. 五指节

〔位置〕在掌背五指中节（第一指间关节）横纹处。

〔操作〕拇指甲掐，称掐五指节；或用拇、食指搓揉，称揉五指节（图2-60）。

〔次数〕各掐5次、搓揉30次。

〔主治〕惊风、吐涎、指间关节屈伸不利。

〔临床应用〕掐揉五指节有安神定惊、化痰开窍的作用，多与掐揉小天心、揉百会等合用。

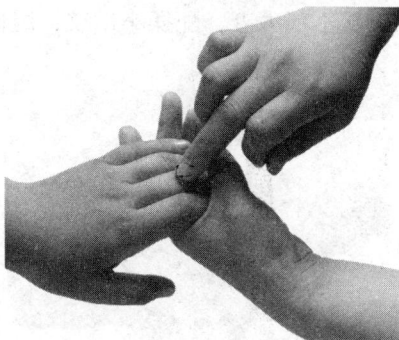

图 2 - 60　揉五指节

21. 二扇门

〔位置〕掌背食指与中指及中指与无名指指根交接处。

〔操作〕拇指甲掐，称掐二扇门；拇指偏峰按揉，称揉二扇门（图 2 - 61）。

〔次数〕掐 5 次，揉 50 次。

〔主治〕惊风抽搐，身热无汗等。

〔临床应用〕掐揉二扇门能发汗透表，退热平喘，是发汗效法。揉时要稍用力，速度宜快，多用于外感风寒。本法与揉肾顶、补脾经、补肾经等配合应用，适宜于平素体虚易感者。

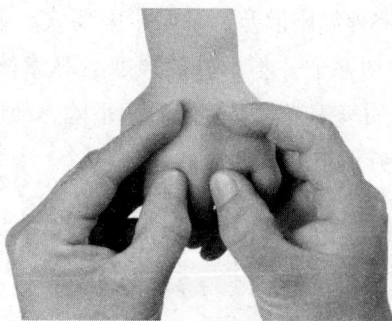

图 2 - 61　掐揉二扇门

22. 上马

〔位置〕手背无名指及小指掌指关节后凹陷中。

〔操作〕食指端揉或食指甲掐，称揉上马或掐上马（图 2 - 62）。

〔次数〕掐 5 次，揉 50 次。

〔主治〕腹痛、小便赤涩、潮热等。

〔临床应用〕临床上用揉法为多，揉上马能滋阴补肾，顺气散结，利水通淋，为补肾滋阴的要法。主要用于阴虚阳亢、潮热烦躁、牙痛、小便赤涩淋沥等病症。对体质虚弱，肺部感染，有干性啰音，久不消失者，配揉小横纹；湿性啰音，配揉掌小横纹，多有一定疗效。

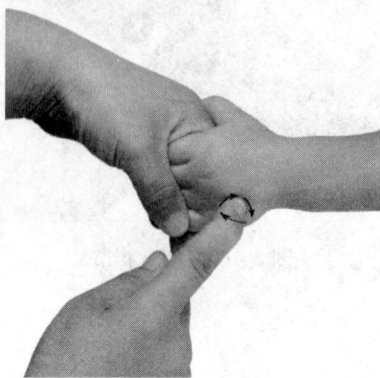

图 2 - 62　揉上马

23. 外劳宫

〔位置〕掌背第三、四掌骨歧缝间凹陷中，与内劳宫相对。

〔操作〕或掐或揉，称掐外劳宫或揉外劳宫（图 2 - 63）。

〔次数〕掐 5 次，揉 50 次。

〔主治〕腹痛、消化不良等。

〔临床应用〕本穴性温，为温阳散寒、升阳举陷要穴，兼能发汗解表。临床上用揉法为多。揉外劳主要用于一切寒证，不论外感风寒、鼻塞流涕以及脏腑积寒、完谷不化、肠鸣腹泻、寒痢腹痛、疝气等皆宜。且能升阳举陷，故临床上也多配合补脾经、补肾经、推三关、揉丹田等治疗脱肛、遗尿等。

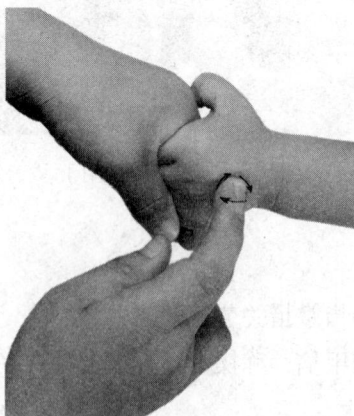

图 2 - 63　揉外劳宫

24. 一窝风

〔位置〕屈腕，手背掌根中凹陷处。又称外一窝风。

〔操作〕指端揉，称揉一窝风（图2-64）。

〔次数〕50次。

〔主治〕腹痛、肠鸣等。

〔临床应用〕揉一窝风能温中行气，止痹痛，利关节，常用于受寒、食积等原因引起的腹痛等症，多与拿肚角、推三关、揉中脘等合用。本法亦能发散风寒，宣通表里，对寒滞经络引起的痹痛或风寒感冒等也有效。

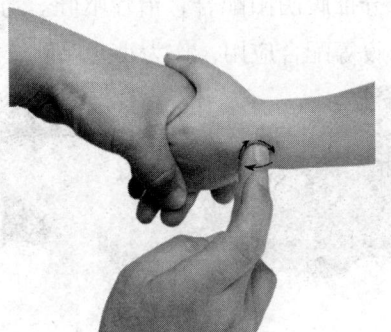

图2-64 揉一窝风

25. 膊阳池

〔位置〕在手背一窝风后3寸处。

〔操作〕拇指按或中指端揉，称按膊阳池或揉膊阳池（图2-65）。

〔次数〕100次。

〔主治〕便秘、溲赤、头痛等。

〔临床应用〕按揉膊阳池能止头痛，通大便，特别对大便秘结揉之多有显效。大便溏薄者禁用。用于感冒头痛，或小便赤涩短少，多与其他解表、利尿法同用。

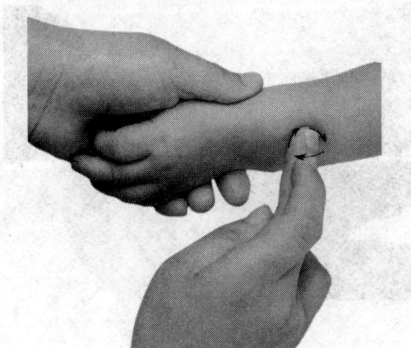

图2-65 揉膊阳池

五、下肢部穴位及手法

1. 足三里

〔位置〕外膝眼下3寸，胫骨旁1寸。

〔操作〕用拇指端作按揉法，称按揉足三里（图2-66）。

〔次数〕50次。

〔主治〕腹胀、腹痛、泄泻等。

〔临床应用〕本穴属足阳明胃经，能健脾和胃，调中理气，导滞通络。多用于消化系统疾病，常与推天柱骨、分推腹阴阳配合，治疗呕吐。与推上七节骨、补大肠合用，治脾虚腹泻。常与捏脊、摩腹等配合应用，作为小儿保健。

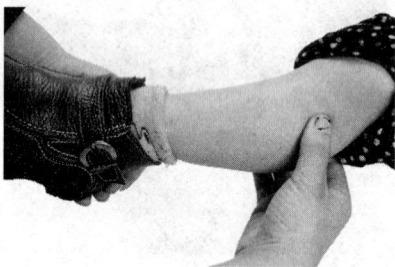

图2-66 按揉足三里

2. 丰隆

〔位置〕外踝上8寸，胫骨前缘外侧1.5寸，胫腓骨之间。

〔操作〕拇指或中指端揉，称揉丰隆（图2-67）。

〔次数〕50~100次。

〔主治〕咳嗽、痰鸣、气喘等。

〔临床应用〕揉丰隆能和胃气，化痰湿。主要用于痰涎壅盛、咳嗽气喘等，常与揉膻中、运内八卦等合用。

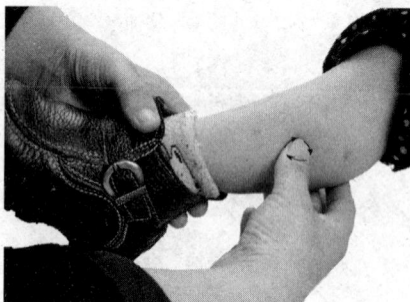

图2-67 揉丰隆

3. 三阴交

〔位置〕内踝上3寸，胫骨后缘凹陷中。

〔操作〕用拇指面自上往下或自下往上直推，称推三阴交。或用按揉法，称按揉三阴交（图2-68）。

〔次数〕揉50次，推100次。

〔主治〕遗尿、惊风等。

〔临床应用〕按揉三阴交能通血脉，活经络，疏下焦，利湿热，通调水道，亦能健脾胃，助运化。主要用于泌尿系统疾病，如遗尿、癃闭等症，常与揉丹田、推箕门等合用。亦常用于下肢痹痛、瘫痪等。

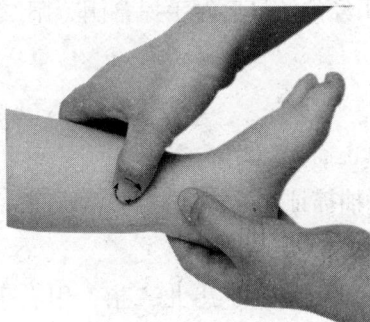

图2-68　按揉三阴交

4. 涌泉

〔位置〕屈趾，足掌心前正中凹陷中。

〔操作〕用拇指向足趾推，称推涌泉；或用拇指端揉，称揉涌泉（图2-69）。

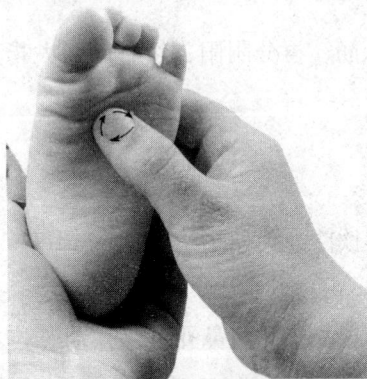

图2-69　揉涌泉

〔次数〕50次。

〔主治〕发热、呕吐等。

〔临床应用〕①推涌泉穴能引火归元，退虚热。主要用于五心烦热、烦躁不安等症，常与揉上马、揉内劳宫等配合应用。配合退六腑、清天河水，亦能退实热。②揉涌泉能治吐泻，有左揉止吐、右揉止泻之用法。

第四节　少儿推拿常用复式手法

1. 二龙戏珠

〔部位〕前臂之正面。

〔操作〕以右手拿小儿食指、无名指端，左手按捏阴阳两经穴，往上按捏至曲池，寒证重按阳经穴，热证重按阴经穴。最后左手捏拿阴、阳二经穴处，右手拿小儿食、无名指摇动。

〔次数〕10～20次。

〔功用〕温和表里，平惊止搐。

〔主治〕寒热不和，惊恐抽搐证。

2. 打马过天河

〔操作〕先运内劳宫，然后用左手拿患儿二指，用右手食、中、无名指指面蘸凉水，由总筋穴起，沿天河弹打至曲泽穴止；或用食、中指指面蘸凉水，由总筋穴起沿天河弹至曲泽穴止。

〔次数〕10～20次。

〔功用〕镇惊，退热，通经，行气。

〔主治〕恶寒发热。

3. 黄蜂出洞

〔操作〕先掐内劳宫、总筋，再分阴阳，然后以两大指从总筋穴处一撮一上至内关处，最后掐坎宫、离宫。

〔次数〕10～20次。

〔功用〕清热凉血。

〔主治〕身热烦躁，口渴饮冷，大便干结。

4. 黄蜂入洞

〔操作〕用食、中二指指端在小儿两鼻孔下缘揉动。

〔次数〕50～100次。

〔功用〕开肺窍，通鼻息，发汗解表。

〔主治〕鼻塞不通，发热无汗。

5. 水底捞明月

〔操作〕用左手拿小儿四指，小儿掌心向上，右手蘸凉水滴于小儿内劳宫处，用中指指腹蘸凉水由小指根推运起，经掌小横纹、小天心至内劳宫，边推运边吹凉气。

〔次数〕50~100次。

〔功用〕清热凉血，宁心除烦。

〔主治〕高热烦躁，神昏谵语。

6. 飞经走气法

〔操作〕右手拿住小儿手指，左手指从曲池弹击至总筋，反复几遍后，拿住阴阳处，右手屈伸摆动小儿四指几次。

〔次数〕10~20次

〔功用〕性温，行气。

〔主治〕痰鸣，气逆。

7. 按弦走搓摩

〔操作〕站于小儿身后，用双手掌在小儿两腋下胁肋处，自上而下搓摩。

〔次数〕50~100次。

〔功用〕理气化痰。

〔主治〕胸闷，咳嗽，哮喘，痰积。

8. 苍龙摆尾法

〔操作〕右手拿小儿食、中、无名三指，左手自总筋至肘肘来回搓揉几遍后，拿住肘肘处，右手持小儿手指来回摇动。

〔次数〕10~20次。

〔功用〕开胸理气，清热解表。

〔主治〕胸闷，发热。

9. 猿猴摘果法

〔操作〕用两手摄螺蛳骨上皮，一扯一放，反复多次。

〔次数〕20~30次。

〔功用〕性温，健脾，理气，化痰。

〔主治〕食积，寒痰，疟疾。

10. 揉脐及龟尾并擦七节骨

〔操作〕用一手食、中、无名三指揉脐，另一手拇指或中指端点揉龟尾，后再自龟尾推上七节骨或自下七节骨推至龟尾。

〔次数〕100~200次。

〔功用〕调理肠腑，止泻导滞。

〔主治〕泻痢，便秘。

11. 赤凤点头法

〔操作〕左手捏小儿肘肘处，右手依次拿小儿五指摇动，然后摇肘。

〔次数〕20～30次。

〔功用〕通经顺气，镇惊安神。

〔主治〕上肢麻木，惊证。

12. 凤凰展翅法

〔操作〕双手握小儿腕部，二拇指分别按捏阴、阳两穴后，左手拿肘肘处，右手握小儿腕部，向下摆动几次后，再向外向上摇动。

〔次数〕10～20次。

〔功用〕温经散寒。

〔主治〕表里寒证。

13. 运水入土

〔操作〕用左手拿住小儿四指，掌心向上，右手拇指指端由小儿小指根运起，经过掌小横纹、小天心到拇指根止。

〔次数〕50～100次。

〔功用〕健脾助运，润燥通便。

〔主治〕泻痢、疳积、消化不良、便秘等。

14. 运土入水

〔操作〕用左手拿住小儿四指，掌心向上，右手拇指指端由小儿拇指根推运起，经小天心、掌小横纹到小指根处。

〔次数〕50～100次。

〔功用〕通利滋肾。

〔主治〕小便赤涩、频数，少腹胀满。

15. 按肩井法（总收法）

〔操作〕左手中指掐按患儿之肩井穴，再以右手紧拿患儿之食指及无名指，使患儿上肢伸屈摇之。

〔次数〕20～30次。

〔功用〕能通行一身之气血。

〔主治〕感冒，上肢痹痛等。诸症手法完毕，均以此法收之。

第三章 少儿亚健康推拿调理及综合干预

第一节 小 便 黄

【定义】小便黄是指少儿排出的尿液颜色呈深黄色,但没有任何的主观不适感觉,且排除了肝胆系统疾病、泌尿系统疾病以及食用了某些富含胡萝卜素的食品(如胡萝卜、南瓜等)和维生素 B_2 等所引起的尿黄。

【判断依据】

1. 以尿黄为几乎唯一症状。

2. 排尿时无任何主观的不适感。

3. 尿液实验室化验正常。

4. 排除急慢性肝炎、胆囊炎、急慢性肾炎、肾盂肾炎、溶血性贫血等疾病。

5. 排除肝细胞对胆红素的摄取、结合及排泄有先天酶缺乏的疾病(如 Gilbert 综合征等)。

6. 排除可能引起尿黄的食物或药物因素。

7. 少儿饮水量及小便量正常。

【发生原因】

1. 少儿纯阳之体,阴常不足,阳热易亢,阴津耗伤,心阴不足,虚火内生,移热于小肠以致小便发黄。

2. 过食辛热、温补之品,以致心火亢盛,心移热于小肠而致尿黄。

3. 中气不足,脾失健运,湿热内蕴,下迫膀胱,湿热下注,则尿色发黄。

4. 肝失条达,肝胆失和,横逆犯脾,脾不健运,湿热内生,下注膀胱而导致尿黄。

【调理原则】条达肝木,培补脾土,清热利湿,清心泻火。

【调理方法】

1. 推拿调理

补脾经 300 次、补肾经 100 次、清肝经 50 次、清天河水 100 次、清小肠 100 次、清心经 50 次、水底捞月 5~7 次。虚热者加揉涌泉 1~3 分钟。

2. 膏药

归原调理膏。

方药：吴茱萸、胡黄连、天南星、生大黄等。

功能：引热下行。

规格：每贴重 3.0g。

用法用量：外用。贴于双足涌泉穴，一次每穴 1 贴，24 小时换药一次。

3. 食疗

（1）竹叶粥

原料：生石膏 45g，鲜竹叶 10g，粳米 100g，白砂糖 5g。

制法与用法：竹叶洗净，同生石膏一起加水煎煮，去渣取汁，放入粳米，煮成稀粥，调入白糖即成。每日分 2~3 次食用，小便正常即止。

功效：清热泻火，清心利尿。适用于少儿心阴不足，虚火内生之口舌生疮，心烦尿黄。

（2）茵陈大枣汤

原料：茵陈 100g，大枣 10 枚，冰糖 20g。

制法与用法：茵陈洗净，同大枣一起加水煎煮，去渣取汁，放入冰糖即成。代水饮用，小便正常即止。

功效：健脾祛湿，清热利胆。适用于少儿肝胆失和，横逆犯脾，脾不健运，湿热内生之小便黄。

4. 中医辨证调摄

（1）心阴不足证

证候：心悸而烦，夜寐不安，小便色黄，或五心烦热，或口咽干燥，或盗汗，舌红少津，脉细数。

治法：滋阴清热。

方药：补心丹加减（人参 2g，玄参 2g，五味子 2g，茯苓 3g，天冬 3g，麦冬 3g，生地 3g，生甘草 2g，淡竹叶 3g）。

（2）心火亢盛证

证候：心烦失眠，面赤口渴，小便色黄，或口舌生疮，舌红，脉数。

治法：清心泻火。

方药：导赤散加减（生地 5g，竹叶 5g，黄连 1g，天冬 5g，甘草梢 3g）。

（3）湿热中阻证

证候：脘腹痞闷，厌食便溏，小便色黄，或肢体困重，或恶心欲吐，舌苔黄腻，脉濡数。

治法：清热化湿利尿。

方药：甘露消毒丹加减（滑石5g，茵陈5g，黄芩2g，连翘2g，白蔻仁2g，藿香3g，淡竹叶3g，生甘草2g）。

（4）肝逆犯脾证

证候：胸胁胀满，纳食减少，小便色黄，或腹胀便溏，或肠鸣矢气，舌红，苔或白或黄而腻，脉弦。

治法：疏肝健脾。

方药：逍遥散加减（川楝子2g，当归2g，白芍3g，柴胡2g，茯苓3g，白术3g，丹皮2g，竹叶3g，黄芩2g，生甘草2g）。

第二节 手足心热

【定义】手足心热是指家长感觉少儿手心和脚心的温度高于身体的其他部位或少儿自己感觉手心脚心发热，甚则手脚喜着冰凉之处，喜凉恶热。无其他明显症状，身体发育正常，排除结核病等疾病。

【判断依据】

1. 以手足心热为几乎唯一不适感。无其他明显症状。

2. 饮食及生长发育正常。

3. 排除肺结核、贫血、慢性肾炎、急慢性肝炎、甲状腺功能亢进等疾病。

【发生原因】

1. 少儿乃纯阳之体，阴常不足，阳热易亢。阴虚则内热生，虚热内蒸则手足心热。

2. 少儿饮食不知自节，常为饮食所伤，食伤则脾失健运，食热与湿热内生，蒸腾于外故见手足心热。

3. 少儿贪玩多动，多动则汗出过多，以致阴津耗伤，阴不制阳，阳热外蒸则见手足心热。

【调理原则】健脾，补肝，滋肾，清热，消食，利湿。

【调理方法】

1. 推拿调理

补脾经300次、补肾经100次、清天河水100次、退六腑50次。

虚热者加揉涌泉3~5分钟、揉二马3~5分钟。

食积者加清大肠 100 次、揉板门 3～5 分钟、运内八卦 50 次、揉中脘 3 分钟、推下七节骨 50 次。

汗多者加揉肾顶 3 分钟、补肺经 100 次。

2. 注意多饮水，减少少儿过多的活动

第三节　口　臭

【定义】口臭是指少儿口腔中有难闻的酸腐臭味。但应排除口腔内疾病如龋齿、牙周炎，排除上呼吸道感染伴有口腔感染和肝胆系统、泌尿系统等疾病。

【判断依据】

1. 以口臭为几乎唯一不适感，他人可以嗅到明显的口腔异味，少儿自己亦可有口中黏腻、口苦等感觉。

2. 可伴有食欲不振，腹胀，大便秘结，小便色黄，舌苔厚腻。

3. 排除口腔疾病如龋齿、牙周炎和上呼吸道感染伴有口腔感染等疾病。

4. 排除慢性胃炎以及肝脏（如肝炎、肝硬化）、肾脏（如肾衰竭）等系统疾病而引进的口腔异味。

【发生原因】

1. 小儿属稚阴稚阳之体，生长发育迅速，常常表现出脾常不足的特点，再加上小儿饮食不知自节，因此常为饮食所伤，胃火上升。

2. 小儿营养过剩，过食生冷肥甘，饥饱不调，食物不洁等不良饮食习惯，以及家长喂养不当等损伤脾胃。加之小儿多衣被厚实，湿热内蕴，脾不健运，胃火内炽，或胃火素旺，湿浊蒸腾，上冲口腔。《素问》所云"饮食自倍，肠胃乃伤"就是这个意思。

3. 内伤饮食，超过了小儿脾胃的运化能力，脾胃受损，必致积滞，积久不消，则又成为致病因素。

【调理原则】

1. 消食导滞，健脾和胃。

2. 节制饮食，减少摄入，注意饮食卫生和科学饮食。

【调理方法】

1. 推拿调理

清补脾经 300 次、清胃经 200 次、清大肠 100 次、清天河水 100 次、推下七节骨 50 次、运内八卦 50 次、推四横纹 100 次、揉中脘 3 分钟、揉板门 3～5 分钟、按揉足三里 3～5 分钟。

2. 饮食调理

（1）药膳或饮食宜清淡，可选用西瓜汁、芦根、乌梅、金橘饼、甜瓜子等。

（2）忌辛辣刺激及温热、肥甘食品，如辣椒、羊肉、狗肉、牛肉、甜食等。

（3）食疗：

①参麦银花饮

原料：沙参、麦冬、金银花各10克。

制法与用法：水煎代茶饮。

功效：清热，生津。适宜于少儿口臭之热盛少津者。

②柚子里脊汤

原料：柚子（文旦）数片，去衣取瓤，猪肉（里脊肉）100克，陈皮9克。

制法与用法：上料，加水煮成汤，加调味品，食肉喝汤，每日1剂，连服数天。

功效：清热泻火。适宜于少儿口臭之胃热偏盛者。

③黑鱼芫荽汤

原料：黑鱼1条，芫荽50克。

制法与用法：黑鱼起肉切成鱼片，先用芫荽（香菜）50克煮汤20分钟，然后加入黑鱼片，加调味品，待熟后食鱼片喝汤。

功效：清热养胃。适宜于少儿口臭之胃气不足，胃热偏盛者。

④罗汉果陈皮茶

原料：罗汉果1只，陈皮6克。

制法与用法：煎汤代茶饮服。

功效：清热除湿。适宜于少儿口臭之湿热偏盛者。

⑤百合绿豆羹

原料：百合、绿豆各适量。

制法与用法：上两味加水煮羹服食，连服数日。

功效：滋阴清热。适宜于少儿口臭之阴虚微热者。

⑥麦门冬粥

原料：麦门冬30克，粳米100克，冰糖适量。

制法与用法：将麦门冬30克洗净，入锅加水煎熬，弃渣取药汁待用。粳米100克淘净放入锅内，加水适量，再将麦门冬汁和冰糖同入锅内，置武火上烧沸，用文火煮熟即成。连服数日。

功效：滋阴清热。适宜于少儿口臭之阴虚有热者。

3. 中医辨证调摄

（1）饮食停滞证

证候：脘腹胀满，不欲饮食，口臭，或大便酸臭，或大便秘结，舌苔厚腻，脉滑。

治法：消食化滞。

方药：保和丸加减（山楂 5g，神曲 3g，法半夏 3g，陈皮 3g，莱菔子 5g，白术 3g）。

（2）胃火（热）证

证候：胃脘嘈杂，渴喜凉饮，大便秘结，口臭，或消谷善饥，或牙龈肿痛，舌红苔黄，脉滑数。

治法：清胃泻火。

方药：泻心汤加减（大黄 2g，黄连 2g，黄芩 2g，麦冬 3g，陈皮 3g）。

第四节　便　秘

【定义】便秘，是指少儿排出粪便的周期延长，每 2 至 3 天或更长时间排便一次。排便没有规律，或大便干燥，常有排便困难感或排便不尽感。不包括各种疾病（如肠道炎症、肠道息肉等）所导致的大肠功能紊乱而引起的便秘。在少儿亚健康状态，便秘并不是疾病而是一种症状。

【判断依据】

1. 以排便不畅为几乎唯一不适感，其他不适感均为继发，如腹痛、腹胀、消化不良、食欲不振、头晕、睡眠不安等。

2. 上述排便不畅的情况连续发生两次以上，持续时间一般在两周以内。如超过两周，则应注意排除某些胃肠道疾病和肠道外疾病。

3. 便秘引起少儿哭闹或烦躁不安，学龄儿童可能引起学习效率下降。

4. 不是任何一种躯体疾病或消化系统疾病的一部分（继发症状）。

5. 排除药物因素所致的便秘。

【发生原因】

1. 不良的饮食习惯

（1）饮食过于精细，高脂肪、高蛋白摄入过多，膳食纤维摄入过少，蔬菜品种单调，水果摄入量明显不足。

（2）进食量减少，每日进食量明显低于过去的水平，特别是有些肥胖少儿为了减肥而过度节食等。

（3）平时不爱喝水，饮水量少等。

2. 不良的生活习惯

（1）长期久坐，缺乏运动。

（2）不良的排便习惯，如不按时排便、有意抑制便意等。

（3）早晨起床晚，错过最佳排便时间。

3. 精神因素

精神因素可通过中枢神经产生中枢神经递质作用于神经系统，使肠神经系统异常或影响消化道激素调节从而导致排便障碍。如少儿课业负担过重，学习压力大，特别是不良的家庭因素（单亲家庭、家庭暴力等）而导致的生活习惯或环境的改变等。

4. 中医学认识

少儿乳食不知自节，若喂养不当，饥饱失常，损伤脾胃；或进食过少，气血生化乏源，脾气运化无力；或过食辛辣油煎之物，以致肠胃积热；或过食生冷肥甘等难以消化之物而损伤脾胃，致运化失常，乳食停滞中焦，久而成积，积久化热，积热蕴结而致肠腑传导失常；或先天禀赋不足，或后天失调而致气血两虚，气虚则脾胃运化无力，血虚则津液不足以滋润大肠等，均可引起便秘。

【调理原则】便秘与个体身体状况，饮食因素，生活习惯及精神因素等密切相关，故调理原则主要是通过推拿按摩，补养气血，健脾生津，增水行舟，同时均衡饮食，改变生活习惯等综合干预。

【调理方法】

1. 推拿调理

清大肠 300 次、按揉膊阳池 3 分钟、揉龟尾 1 分钟、推下七节骨 100 次、揉中脘 3 分钟。实秘者加清脾经 300 次、清胃经 100 次、清天河水 100 次、揉天枢 3 分钟、搓摩两胁 3~5 次；虚秘者加补脾经 300 次、推三关 100 次、补肾经 300 次、按揉足三里 3~5 分钟、捏脊 3~5 次。

2. 保持精神愉快，情绪稳定，避免烦闷、忧虑、恼怒

3. 培养好的生活习惯

（1）养成每日晨起定时排便的良好习惯。每日排便 1 次，最好早晨定时蹲厕，排便时间应选择在晨起后 1 小时为佳，排便时间不要过长，最好在 5 分钟内。

（2）进行适当的体育锻炼。根据少儿身体情况制定锻炼计划，如散步、体操等。经常锻炼腹壁肌肉和做深呼吸锻炼膈肌，以增加辅助排便的力量。也要加强肛提肌的锻炼，以利于排便时肛门正常的舒张。

（3）要多饮水，每晚睡前喝蜂蜜水可以清洗肠胃。每日晨起口服淡盐水，以利于排便。无胃肠道疾病的少儿可用米醋一勺（10g 左右）加蜂蜜两勺（20g 左右），再加 5 倍的温水调匀，餐后饮用。

4. 饮食调摄

（1）多吃水果。含膳食纤维较多的水果在改善便秘方面效果较好，如猕猴桃、西瓜、香蕉、柚子、橙子、大枣、桑椹、苹果等。苹果含有丰富的膳食纤维——果胶，因此苹果在通便问题上能起到"双向调节"的作用，尤其适宜于少儿。但并非所有水果都能起到治疗便秘的作用，如山楂、乌梅等水果含有较多鞣酸，具有收敛作用，反而会加重便秘的症状。

（2）多吃蔬菜和粗粮。可多食用膳食纤维含量高的食物，如粗制的五谷杂粮、蔬菜，如山芋、萝卜、洋葱、蒜苗等，这类食物同时也富含 B 族维生素，可预防便秘。另外，红薯、玉米、燕麦、荞麦等粗粮含有丰富的膳食纤维，也有防治便秘的功效。应该吃 10 种以上的此类食物才能保证纤维素的获取量。

（3）易有便秘症状的少儿还可补充油脂类食物，炒菜时可多放点植物油，如花生、核桃、芝麻、菜籽油等，植物油的分解产物脂肪酸有刺激肠蠕动的作用。

（4）经常饮用酸奶可以有效缓解便秘，因为其中所含的乳酸杆菌能改善肠道的生态平衡。易便秘者，可将早餐的牛奶改成酸奶。若在酸奶中加入香蕉、草莓、猕猴桃、芦荟等果粒，效果会更好。

（5）食疗。

本病以肠道津亏、传导无力或气机郁滞为病理特点，故宜食清淡滑润之品，如蔬菜、水果、豆浆、麻油等。少食甘腻之品，以防滞中腻膈、助热伤津加重病情。

药膳结构要做到合理。应适当增加润肠食物，如植物油类、核桃仁、松子仁、芝麻等，以及含粗纤维食物，如粗粮、麦麸食品、豆类、芹菜、韭菜等，以增加肠道的蠕动功能。并可多食产气食品，如土豆汁、萝卜等，亦可奏利便之效。

排便不畅是本病的主要症状，但切不可单食泻下之品以通为快，应辨证用膳。

①番泻鸡蛋汤

原料：番泻叶 0.5～2g，鸡蛋 1 个，菠菜少许，食盐、味精适量。

制法与用法：鸡蛋打入碗中搅散备用。番泻叶水煎，去渣留汁，倒入鸡蛋，加菠菜、食盐、味精，煮沸即成。晨起空腹一次服下，便通即止，不宜久服。

功效：泄热通便。适宜实热便秘者。

②黄芪苏麻粥

原料：黄芪 10g，紫苏子 50g，火麻仁 50g，粳米 250g。

制法与用法：将黄芪、苏子、火麻仁洗净，烘干，打成细末，倒入 300ml 温水，用力搅匀，待粗粒下沉时，取下层药汁备用。洗净粳米，以药汁煮粥。粥熟后分三次服下，可连服一周。

功效：益气润肠。适宜气虚便秘者。

③柏子仁炖猪心

原料：柏子仁 15g，猪心 1 个，酱油适量。

制法与用法：将柏子仁放入猪心内，隔水炖熟，切片，加酱油少许即可。食不拘时，一个猪心可食两天，连服两周。

功效：养血，滋阴，润燥。适宜血虚便秘者。

④苁蓉羊肾粥

原料：肉苁蓉30g，羊肾1对，粳米100g，葱、姜、酱油、味精、香油各少许，淀粉适量。

制法与用法：羊肾切开，剔去筋膜，洗净切细，用酱油、淀粉拌匀备用。锅内加水适量，下苁蓉，熬20分钟，去渣留汁。再下羊肾、粳米入锅同煮至熟，放葱、姜、盐、味精、香油，搅匀即成。均分成四份，每日早晚各服一份，两天服完，服前加温，连服两周。

功效：温阳通便。适宜阳虚便秘者。

⑤菠菜猪血汤

原料：猪血50g，菠菜100g。

制法与用法：将猪血切成块状，新鲜菠菜洗净切成段，加水适量煮汤，调味服用，一次服完，每日或隔日1次。连服2~3周。

功效：滋肾补肺，润肠通便。适宜于肾虚便秘者。

⑥牛血桃仁汤

原料：牛血20g，桃仁3g，生姜2片，油盐酌量。

制法与用法：将凝固的牛血和桃仁浸洗干净，牛血切成小方块，加入清水与余料一起煲约1小时，调味后即可饮用。每日早晚分服，连服两周。

功效：破瘀行血。适宜于血燥便秘者。

⑦荠菜蜜枣瘦肉汤

原料：荠菜150g，蜜枣6粒，瘦肉150g，油盐酌量。

制法与用法：将荠菜洗净，蜜枣去核，瘦肉切成小块，入煲内加清水一起煮，待肉煮烂后，调味即可饮用。每日早晚分服，服前加温，连服一周。

功效：解毒排便。适宜于湿热便秘者。

⑧牛乳蜂蜜芝麻饮

原料：牛乳250ml，蜂蜜30g，芝麻15g。

制法与用法：先将芝麻炒香，研末备用；牛乳、蜂蜜混匀，煮沸后调入芝麻，每日晨起空腹饮用。久服无妨。饮牛奶腹胀或腹泻者不宜。

功效：养阴生精，润肠通便。适宜于阴精亏少之大便困难者。

⑨香参炖大肠

原料：木香3g，降香1g，海参5g，猪大肠1具，盐、酱油、葱、姜、味精各适量。

制法与用法：将海参泡发，洗净切片；猪大肠洗净，切细；降香、木香装入纱布袋中。锅内加水适量，倒入大肠，煮沸去沫，加葱、姜，煮至大肠将熟时，放入海参、药袋煮至大肠软烂，再加入适量盐、酱油、味精，稍煮即成。三餐时服用，服前加温。一副大肠可服 3 天。

功效：滋阴，润燥，通便。适宜于肠燥便秘者。

5. 中医辨证调摄

（1）热结便秘证

证候：大便干结，小便短赤，面红心烦，或兼有腹胀腹痛，口干口臭，舌红，苔黄，脉滑数。

治法：清热润燥通便。

方药：三仁汤加减（火麻仁 3g，杏仁 1g，柏子仁 3g，生薏苡仁 3g，厚朴 3g，枳实 2g，黄柏 1g，甘草 1g）。

（2）气滞便秘证

证候：排便不畅，嗳气频作，严重者腹中胀痛，纳食减少，舌苔薄腻，脉弦。

治法：理气行滞。

方药：运气通便汤加减（黄芪 5g，茯苓 2g，白术 3g，炒谷芽 5g，炒麦芽 5g，神曲 5g，陈皮 2g，炒莱菔子 5g，枳壳 2g，槟榔 1g）。

（3）气虚便秘证

证候：虽有便意，但排便、便后疲乏，大便并不干硬，头昏，面色㿠白，神疲气怯，舌淡嫩，苔薄，脉弱。

治法：益气润肠通便。

方药：温脾润肠汤加减（黄芪 5g，何首乌 3g，党参 3g，肉苁蓉 3g，枳实 3g，杏仁 2g，火麻仁 3g，柏子仁 2g，白芍 2g，甘草 1g）。

（4）血虚便秘证

证候：大便秘结，面色无华，头晕目眩，心悸，唇舌淡，脉细。

治法：补血润肠通便。

方药：滋阴润肠汤加减（当归 3g，白术 3g，首乌 3g，黄精 2g，山茱萸 3g，玄参 2g，生地 5g，川芎 3g，火麻仁 2g，何首乌 2g，麦冬 2g）。

（5）阳虚便秘证

证候：大便艰涩，排出费力，小便清长，面色㿠白，四肢不温，喜热怕冷，腹中冷痛，腰脊冷重，舌淡，苔白，脉迟。

治法：温阳通便。

方药：补元润通汤加减（黄芪 5g，白术 2g，枳实 3g，元参 3g，肉苁蓉 2g，仙灵脾 2g，槟榔 2g，火麻仁 2g，甘草 1g）。

6. 足疗

先予热水清洁双足，并涂按摩膏，进行按摩。重点取肾上腺、肾、输尿管、膀胱、小肠、升结肠、横结肠、降结肠、乙状结肠及直肠、肛门、十二指肠、脾、肝、腹腔神经丛等反射区，每日1次。

7. 灌肠

灌入肥皂水约300ml，温度37℃~41℃，嘱少儿左侧卧位，保留15分钟。或中药煎水灌入。也可将蜂蜜少许倒入锅中，用温火加热2~3分钟，蜂蜜变得软稠后，再捏成小指末节大小的椭圆形（可放于冰箱内备用），外涂少许香油，推入肛门内，20~30分钟后即可顺利排便。

第五节　便　溏

【定义】便溏，或称便稀，是指少儿排出的大便质地稀溏而不成形，甚则为水样、黏液样大便，外观无脓血；或排便次数增多（每天3次以上）、便稀便秘交替，或伴有腹痛腹胀、食欲不振等症状，不包括相关疾病（如食物过敏或食物中毒、感染性肠炎及肝、胰等疾患）所导致的便溏。

【判断依据】

1. 以便溏为几乎唯一不适感或主要症状，大便可稀薄甚则为水样，可有腹胀腹痛，或排便后腹胀、腹痛缓解，症状持续时间在两个月以上。

2. 可能引起恐惧、心烦、焦虑等多种症状，一般不影响睡眠。

3. 应排除已经诊断为腹泻的疾病，如乳糖酶缺乏症，感染性腹泻，食物中毒等。

【发生原因】

1. 少儿个性或心理脆弱，或有情志刺激，精神紧张，受到惊吓，或有恐惧事件影响等。

2. 饮食因素：进食过多高脂、油腻之物，或暴饮暴食，影响吸收。

3. 季节气候的突然变化，体质不佳者不能适应。

4. 长期营养不良，出现中气不足，脾气虚弱，运化不利，或痰湿壅结，湿困脾土，使脾失健运，或先天不足，肾气亏虚，脾阳失温。

【调理原则】便溏的中医病机主要是中气不足，脾虚湿盛。故调理原则应益火培土，健脾利湿，温阳补肾，调理胃肠功能，改善便溏。

【调理方法】

1. 推拿调理

补脾经300次、补大肠100次、清小肠100次、摩腹3~5分钟、揉脐3分钟、推上七节骨50次、揉龟尾3分钟、揉外劳宫3分钟、推三关100次、揉板门3~5分钟、揉肾俞3分钟、揉脾俞3分钟、按揉足三里3~5分钟、捏脊5~7次。

2. 针刺四缝穴配合捏脊法

先将四缝穴周围皮肤局部消毒，用三棱针或粗毫针针刺，刺后挤出黄白色黏液。再让少儿俯卧，以两手拇指抵于长强穴，两拳眼向前，与背垂直，再以两手拇指与食指合作将皮肤肌肉提起，然后，做食指向前推、拇指向后拉的翻卷前进动作，自尾骶部起沿脊椎向上推捏至第 7 颈椎大椎穴两旁，为 1 遍。连续 3 遍为 1 次，1 日 1 次。

3. 敷贴

暖脐调理膏

方药：白胡椒、炒白术、公丁香、吴茱萸、肉桂、砂仁、石榴皮等。

功能：健脾和胃，温中散寒，理气止痛。

适应证：因食寒饮冷所致泄泻，脘腹胀满，或因脾胃虚寒所致的泄泻、腹痛的调理。

规格：每贴重 3.0g。

用法用量：外用。贴于脐部，一次 1 贴，24 小时换药一次。

4. 注意季节、气候骤变情况，随时增加衣服，避免受凉

5. 避免滥用抗生素、糖皮质激素

6. 心理调摄

心理负担重者，可进行心理辅导，缓解心理痛苦，帮助减轻精神紧张、焦虑、恐惧、愤怒、抑郁等，必要时给予适量的镇静药（如安定等）。

7. 饮食调摄

（1）对长期营养不良、身体虚弱者，少量规则进食，低脂低纤维素饮食，循序渐进增加饮食量。

（2）尝试停用牛奶，或改用豆浆。

（3）不进食生冷、含纤维多的食物，适当补充肠道酶类，调节肠道微生态环境，增加促进代谢的物质，如维生素 B 族、乳酶生、胃蛋白酶合剂等。

（4）食疗：

①薯蓣干姜粥

原料：干姜 10g，山药 6g，白糖少量。

制法与用法：将干姜、山药轧细过筛，加水调糊置炉上，用筷子搅动成粥，加少量白糖服用。

功效：健脾温阳。适宜于脾阳亏虚之便稀者。

②四神补阳粥

原料：补骨脂 10g，五味子 6g，肉豆蔻 2 枚，干姜 10g，粳米 100g，大枣 6 枚。

制法与用法：取补骨脂、五味子、肉豆蔻（用面麸盖煨去油入药）、干姜，加水适量煎汤取清汁，加粳米、大枣共煮粥，粥熟食之。

功效：温补脾肾。适宜于脾肾亏虚之便稀者。

③山药苡仁粥

原料：糯米30g，山药30g，薏苡仁15g，红糖少许。

制法与用法：取糯米、山药、薏苡仁共煮粥，粥将熟时加砂糖少许，稍煮即可服用。

功效：健脾利湿。适宜于脾虚湿盛之便稀者。

④姜糖饮

原料：鲜姜15g或干姜6g，红糖30g。

制法与用法：姜打碎或切细，加入红糖，用开水冲服。

功效：温中祛寒。适宜于腹部受寒或过食生冷而致大便稀溏、臭味不甚、腹痛喜温的寒泻者。

⑤藿香粥

原料：干藿香15g，粳米30g。

制法与用法：藿香研细末，粳米淘净，加水烧至米粒开花时调入藿香末，文火煮成稀粥服食。

功效：健脾化湿。适宜于脾虚湿盛之便稀者。

8. 中医辨证调摄

（1）寒湿型

证候：便稀如水，腹痛肠鸣，脘闷食少，或兼有风寒表证，舌苔白腻，脉濡缓。

治法：解表散寒，芳香化湿。

方药：藿香正气散（藿香4g，紫苏叶3g，白芷3g，厚朴3g，大腹皮3g，法半夏4g，陈皮2g，茯苓4g，甘草2g）。

（2）湿热型

证候：腹痛即泻，泻下急迫，势如水注，肛门灼热，口渴，尿短黄，舌苔黄腻，脉濡数。

治法：清热利湿。

方药：葛根芩连汤加减（葛根8g，黄芩4g，黄连3g，金银花5g，茯苓4g，绵茵陈5g，藿香4g，车前子5g，木香2g，火炭母8g，甘草2g）。

（3）伤食型

证候：腹痛肠鸣，泻下粪便臭如败卵，嗳腐酸臭，不思饮食，舌苔厚腻，脉滑。

治法：消食导滞。

方药：保和丸加减（山楂5g，神曲4g，法半夏3g，茯苓5g，陈皮2g，连翘4g，布渣叶5g，麦芽5g，甘草2g）。

（4）肝郁型

证候：便稀发作与情绪有关，脘胁胀闷，嗳气食少，腹痛肠鸣，腹痛即泻，泻后痛减，舌苔薄白，脉弦细。

治法：抑肝扶脾。

方药：痛泻要方加减（白芍5g，白术4g，防风3g，陈皮2g，茯苓4g，柴胡3g，枳壳3g，佛手4g，甘草2g）。

（5）脾虚型

证候：大便时溏时泻，完谷不化，食少脘胀，面色萎黄，肢倦乏力，舌淡，脉细弱。

治法：健脾益胃。

方药：参苓白术散加减（党参6g，白术5g，茯苓4g，山药5g，扁豆4g，陈皮2g，砂仁2g，薏苡仁5g，鸡内金3g，黄芪4g，神曲3g，炙甘草2g）。

（6）肾虚型

证候：黎明之前腹痛，肠鸣腹泻，泻后则安，形寒肢冷，腰腿酸软，舌淡，脉沉细。

治法：温肾健脾，固涩止泻。

方药：四神丸加味（补骨脂4g，吴茱萸3g，肉豆蔻2g，五味子2g，熟附子3g，炮姜3g，党参5g，白术4g，炙甘草2g）。

第六节 食欲不振

【定义】食欲不振，是指少儿较长时间对各种食物没有兴趣，不思饮食，或进食量较平时减少，食欲不佳，但持续时间不超过两周。不包括各种疾病（胃肠道疾病、全身系统疾病、因减肥而致的厌食症等）导致的食欲不振。

【判断依据】

1. 以食欲不振为几乎唯一不适感，其他不适感均为继发，如腹胀，乏力，精神疲惫，头晕等。

2. 上述食欲不振情况持续发生但不超过两周。

3. 已引起少儿明显的不适，如学习效率下降，注意力不集中等。

4. 不是任何一种身体疾病或消化系统疾病的一部分。

5. 排除已诊断为厌食症及其他消化系统疾病如肝炎、肠炎、各种胃炎、胃溃疡和心脏、肾脏、血液系统疾病等。

【发生原因】少儿脏腑娇嫩，脾常不足，多种原因均可影响脾胃的正常纳运功能，而产生食欲不振。常见的原因有：

1. 饮食不节，喂养不当

家长或保育员缺乏喂养知识，乱投以肥甘厚味，如过食糖类、油炸食物；或滥用滋补之品，损伤脾气引起食欲不振。

2. 先天不足，后天失调

先天不足的少儿肾气不足，脾胃虚弱，若后天再失于精心调摄和护养，脾胃虚怯，则食欲难以增进。

3. 多病久病，损伤脾胃

少儿因消化系统或其他疾病，或损伤脾气，或耗损胃阴，病愈后未能及时调理，脾运胃纳失健，可致食欲不振。

4. 情绪变化，思虑伤脾

少儿神气怯弱，易受惊恐，或家长对其要求过高，多加限制，或家长对少儿娇养顺从，少儿稍有不遂则哭闹不已，或保育员管教过严，均可使少儿情志抑郁，肝失条达，气机不畅，横逆犯脾而致食欲不振。

5. 紧张劳累，饮食不规律

少儿生活无规律，或课业负担过重，不能按时进食，或贪吃零食，饮食偏嗜，饥饱无度导致脾胃损伤而致食欲不振。

【调理原则】 主要是去除影响食欲的因素，合理膳食，健脾和胃，调畅情志（条达肝木），养成良好的生活习惯，改善消化系统功能。应注重干预对象个体体质类型等因素，辨证调理。

【调理方法】

1. 推拿调理

补脾经 300 次、揉板门 3~5 分钟、揉外劳宫 3~5 分钟、推三关 100 次、运内八卦 50 次、推四横纹 100 次、揉中脘 3~5 分钟、按揉足三里 3~5 分钟、捏脊 3~5 次；兼情志不畅加清肝经 100 次。

腹部按摩：平躺，以肚脐为中心，用双手从两侧抱住腹部，手指施加力量揉捏腹部，反复做 3~5 分钟。用手指在肚脐左右和下面，以直径约 10cm 的圆周为范围，绕圈式按摩，接着揉捏上腹部的左右，最后用手掌以直径 20cm 的圆周为范围，缓缓按摩整个上腹部，约进行 1~2 分钟。

2. 保持情绪乐观，避免不良刺激

平时保持少儿精神愉快乐观，进食前更应注意避免不良的精神刺激，不要在饭前批评或教训少儿。良好的情绪、乐观向上的心态能促进胃液的分泌，有助于消化。反之，悲伤忧郁或暴怒往往会导致消化液分泌不足，引起消化不良和吸收功能障碍。

3. 养成良好的生活习惯

合理安排生活作息时间，三餐要有规律，同时注意保暖。

4. 饮食调摄

（1）饮食上注重色、香、味、形和营养巧搭，选购食物要注意不断变换花色品种。菜肴应当清淡爽口，色泽鲜艳，并可适当选择具有酸味和辛香的食物，以增强食欲。

（2）及时调控膳食结构，注意多食用含锌的食物。动物性食品是锌的主要来源，牛、羊、猪肉含锌丰富，鱼肉及其他海产品中含锌也不少。但注意避免用杂肉或肥肉做原料。可将瘦肉剁碎煲汤或蒸熟，加些葱、姜等调味。

（3）避免过多食用对胃黏膜有损伤的食物，如油炸食品、辣椒、芥末、浓茶、浓咖啡、酒及过热、过甜的食物。

（4）不要睡前进食（尤其是饱食），少食零食，不要多吃太凉的食物。

（5）要养成细嚼慢咽的习惯，以增加唾液分泌，从而有助消化，增加食欲。

（6）食疗：

①山楂杨梅生姜饮

原料：山楂80g，鲜杨梅30g，生姜15g，盐、糖适量。

制法与用法：先将生姜洗净，切成片，与洗净的山楂、杨梅同放入碗中，加精盐、白糖适量，调拌均匀，浸渍1小时后用沸水浸泡15分钟即可服食。早、中、晚3次分服，同时嚼食山楂、杨梅、生姜。

功效：开胃消食，健脾导滞。适宜于脾虚食滞之食欲不振者。

②山药百合大枣粥

原料：山药90g，百合40g，薏苡仁30g，大枣15枚，粳米适量。

制法与用法：将山药、百合、大枣、薏苡仁及粳米适量共煮粥。每日2次服食。

功效：滋阴养胃，清热润燥。适宜于胃阴亏虚之食欲不振者。

③砂仁羊肉汤

原料：砂仁10g，白胡椒3g，生姜数片，羊肉500g。

制法与用法：将砂仁、白胡椒、生姜及羊肉共煮汤，熟后放入适量食盐服食。每周3次。

功效：健脾散寒，温胃理气。适宜于脾胃虚寒之食欲不振者。

④木耳炒肉片

原料：干黑木耳15g，猪瘦肉60g，食盐适量。

制法与用法：将黑木耳干品用温水发好、洗净，猪瘦肉切片放入油锅中炒2分钟后，加入发好的黑木耳同炒，再加食盐适量，清汤少许，焖烧5分钟即可服食，每周3次。

功效：补益脾胃，调理中气。适宜于情志不畅所致食欲不振者。

⑤白术卤鸡胗

原料：净鸡胗500g，葱段、姜片各10g，药包1个（内装白术10g、八角2g），料酒10g，精盐3g，味精1g，醋2g，芝麻油10g。

制法与用法：鸡胗洗净，下入沸水锅中焯透捞出。锅内放入清水800g，下入药包、葱段、姜片烧开，煎煮5分钟左右，捞出葱、姜不用。下入鸡胗、料酒烧开，卤煮至鸡胗熟烂捞出，沥去水，切成片，加入精盐、味精、醋、芝麻油拌匀即成。

功效：补气健脾，除胀宽中。适宜于食少便溏、脘腹胀满者。

⑥莲子猪肚

原料：猪肚1个，水发莲子40枚，香油、食盐、葱、生姜、蒜各适量。

制法与用法：将猪肚洗净，内装水发莲子（去心），用线缝合，放入锅内，加清水，炖熟透；捞出晾凉，将猪肚切成细丝，同莲子一起放入盘中。将香油、食盐、葱、生姜、蒜等调料与猪肚丝、莲子拌匀即成。

功效：健脾益胃，补虚益气。适宜于脾胃虚弱者。

⑦参姜炖猪肚

原料：猪肚1个，人参15g，干姜5g，葱白少许。

制法与用法：将人参、干姜放入洗净的猪肚里，用线缝合。砂锅内加水，将猪肚放入锅内，先用武火烧沸，撇去汤面上的浮沫，再改用文火煮至烂熟，调味食用。1天服1次，连服5天。

功效：温胃散寒。适合脾胃虚寒之食欲不振者。

⑧陈皮木香烧肉

原料：陈皮3g，木香3g，瘦猪肉200g。

制法与用法：先将陈皮、木香焙脆研末，猪肉切片备用；在锅内放食油少许烧热后，放入猪肉片，炒片刻，放适量清水烧熟，待熟时放陈皮、木香末及食盐并搅匀。

功效：健脾理气宽中。适宜于脾虚气滞之食欲不振者。

⑨红枣橘皮汤

原料：红枣50g，枸杞子50g，橘皮25g，冰糖40g。

制法与用法：将红枣、枸杞子、橘皮洗净待用。水烧开后放入红枣、枸杞子、橘皮，大火煮滚5分钟左右，再改用小火烧至汁浓味香，约半小时左右，然后加入冰糖，捞出红枣、枸杞子和橘皮即可。

功效：健脾益胃，除胀宽中。适宜于脾虚气滞之食欲不振者。

⑩石斛玉竹粥

原料：石斛12g，玉竹10g，大枣5个，粳米50g。

制法与用法：将石斛、玉竹煎汤去渣后，入大枣、粳米煮粥服用。

功效：养阴益胃。适宜于胃阴亏虚之食欲不振者。

5. 中医辨证调摄

（1）饮食停滞证

证候：脘腹饱胀，不欲饮食，伴有嗳气、吞酸，大便臭酸或秘结不通，舌苔厚腻，脉滑。

治法：消食化滞。

方药：保和丸加减（山楂5g，神曲3g，法半夏3g，茯苓3g，陈皮3g，连翘2g，莱菔子3g）。

（2）肝气犯胃证

证候：不思饮食，精神欠佳，伴有呃逆嗳气，胸胁胀闷或胀痛，舌苔薄白，脉弦。

治法：疏肝和胃。

方药：逍遥散加减（柴胡3g，白芍3g，白术3g，当归3g，茯苓3g，炙甘草2g）。

（3）脾胃湿热证

证候：呕恶厌食，大便溏而不爽，伴有周身疲乏倦怠，小便短黄，舌质红，苔黄白而腻，脉濡数或滑。

治法：清热化湿。

方药：三仁汤加减（杏仁5g，生薏苡仁5g，白蔻仁2g，厚朴2g，半夏5g，竹茹5g，滑石2g，通草2g）。

（4）胃阴不足证

证候：饥不欲食，口渴喜饮，伴有唇红干燥，大便干结，小便短少，舌红，苔少，脉细数。

治法：滋阴养胃。

方药：益胃汤加减（沙参3g，麦冬5g，生地5g，玉竹3g）。

（5）脾胃气虚证

证候：不思饮食，食后腹胀，或进食少许即泛泛欲吐，气短懒言，倦怠乏力，舌淡，苔白，脉缓弱。

治法：健脾益气。

方药：香砂六君子汤加减（木香3g，砂仁5g，陈皮3g，法半夏3g，党参5g，白术3g，茯苓3g，甘草2g）。

（6）脾胃虚寒证

证候：饮食无味，不知饥饿，脘腹隐痛，喜按喜暖，四肢不温。伴有进食稍多则脘腹闷胀欲呕，神疲力倦，气短懒言，舌淡，苔白，脉沉迟。

治法：温中祛寒。

方药：黄芪建中汤加减（黄芪8g，桂枝3g，芍药8g，生姜3g，大枣3枚，炙甘草3g）。

6. 贴脐疗法

白蔻仁、神曲、麦芽、山楂、良姜、陈皮各等份，共压细粉，用凡士林调成膏状备用。每次取莲子大药膏置于一块 4.5cm×4.5cm 橡皮膏中央，药膏对准脐心贴敷，四周粘牢。每次敷 8 ~ 12 小时，每天 1 次，10 天为 1 疗程。

第七节　自　汗

【定义】少儿自汗是指不因劳累、炎热、衣着过暖、服用发汗药物等因素而时时汗出，动则益甚的汗出异常症状。

【判断依据】

1. 以自汗为几乎唯一不适感。不因外界环境影响，头面、颈部或四肢、全身出汗者，在活动时尤其严重，可伴有乏力、气短、精神疲惫等表现。

2. 在清醒时出汗，睡眠中无汗出现象。

3. 排除某些疾病如甲状腺功能亢进等疾病和外界环境干扰因素引起出汗者。

【发生原因】

1. 少儿脏腑娇嫩，皮毛疏松，腠理不密，纯阳体热，若先天禀赋不足，气血虚弱，或后天失调，脾胃受损，都可致气虚则不能摄津。

2. 脏腑气血阴阳平衡则津液内守，若气血虚弱，气虚不能敛阴，血虚心失所养，心液失藏，则汗自出矣。

3. 营卫失调，阴阳失衡，若卫弱营强，阳失密固，阴不内守，津液外泄则为自汗。

4. 学习紧张，思虑伤脾，致气虚不能摄津。

5. 进食过于辛辣、肥甘厚味之物，痰热内生，迫津外泄。

6. 湿热体质，热盛迫津外出。

7. 情绪不稳定，肝郁化火，热盛迫津外出。

【调理原则】补中健脾，调和营卫，益气敛汗。

【调理方法】

1. 推拿调理

补脾经 300 次、补肺经 100 次、补肾经 100 次、揉肾顶 3 分钟、揉外劳宫 3 分钟、推三关 100 次、捏脊 3 ~ 5 次、按揉足三里 3 ~ 5 分钟。

2. 生活方式调理

注意劳逸结合，避免过度劳累。多饮水，保持体内正常液体量。注意锻炼身体，增强体质，尤其注意预防感冒。

3. 饮食疗法

（1）多食补益气血的食物，宜吃鸡、鸭、鱼、蛋、山药、红枣、扁豆、桂圆、豆制品等。不宜吃生冷的瓜菜，少吃凉拌的菜肴。

（2）以下几款食疗方，应温热时食用，切忌冷饮伤及脾胃。

①浓豆浆饮

原料：豆浆2碗。

制法与用法：每次用豆浆2碗，将其中1碗放入锅内，煎成豆腐皮状食；另1碗煮沸加少量白糖饮用，每天1次。

功效：补虚益气。适宜于纳差之自汗者。

②党芪五味炖猪心

原料：党参3g，黄芪3g，五味子2g，猪心1个。

制法与用法：将党参、黄芪、五味子、猪心放入碗中，加水适量，隔水炖1小时，吃肉饮汤，每1~2天食1次。

功效：补气益血，固表止汗。适宜于气血亏虚之自汗者。

③黄芪鸡汁粥

原料：母鸡1只（重约1000~1500g），黄芪15g，粳米100g。

制法与用法：先将母鸡去毛、去内脏，剖洗干净，浓煎熬为鸡汁；将黄芪水煎2次取汁，加适量鸡汤及粳米共煮成粥。早、晚温热服食。

功效：补气升阳，固表止汗。适宜于体虚、乏力、自汗者。

④人参莲肉汤

原料：白人参10g，莲子（去心）10枚。

制法与用法：莲子洗净，放入小碗，用适量水泡发后加冰糖30g和人参，上锅蒸1小时即可食用。连用3次。

功效：补气益脾。适宜于脾虚消瘦、疲倦、自汗者。

⑤西洋参冬瓜野鸭汤

原料：西洋参10g，冬瓜（连皮）300g，野鸭500g，石斛50g，荷梗（鲜）60g，生姜、红枣适量。

制法与用法：将野鸭杀后，去内脏，切块；西洋参略洗，切薄片；冬瓜、石斛、荷梗、生姜、红枣洗净。把全部用料放入锅内，武火煮沸后，文火煲2小时，调味即可，饮汤吃野鸭肉。

功效：清暑益气。适宜于口渴心烦、体倦乏力、自汗较多者。

4. 成药疗法

（1）生脉饮口服液，每次服3ml，每日3次。

（2）补中益气丸，每次服3g，每日3次。

5. 贴敷疗法

（1）郁金 30g，五倍子 9g，研成细末。取 5g 细末，用适量蜂蜜调成两块药饼，置于两乳头上，外用纱布覆盖，胶布固定，每日 1 次。

（2）取五倍子 100g 晒干，共研为细粉，取适量用凉开水调糊状敷于神阙（肚脐眼），外用塑料薄膜密封胶布固定，每日用热水袋外敷 2 次，隔日换药 1 次。

6. 中医辨证调摄

（1）肺卫不固证

证候：汗出恶风，稍劳汗出尤甚，或表现半身、某一局部出汗，易于感冒，体倦乏力，周身酸痛，面色苍白少华，苔薄白，脉细弱。

治法：益气固表。

方药：玉屏风散加减（生黄芪 5g，白术 3g，防风 2g，桂枝 1g，白芍 3g，大枣 5 枚，炙甘草 1g）。

（2）心血不足证

证候：自汗，心悸少寐，神疲气短，面色不华，舌质淡，脉细。

法治：益气生血，健脾养心。

方药：归脾汤加减（党参 3g，白术 3g，黄芪 5g，甘草 1g，茯苓 2g，远志 2g，龙眼肉 2g，当归 3g，大枣 5 枚）。

（3）阴虚火旺证

证候：夜间清醒时自汗，五心烦热，或兼午后潮热，两颧色红，口渴，舌红，少苔，脉细。

治法：滋阴清热，固表止汗。

方药：当归六黄汤（当归 2g，生地黄 2g，熟地黄 2g，黄芩 2g，黄柏 2g，黄连 2g，黄芪 4g）。

（4）邪热郁蒸证

证候：蒸蒸汗出，汗液易使衣服黄染，汗黄、汗黏；面赤烘热，烦躁，口苦，小便色黄，舌苔薄，脉弦数。

治法：清肝泻热，化湿和营。

方药：龙胆泻肝汤加减（龙胆草 2g，黄芩 1g，泽泻 2g，车前子 2g，当归 2g，生地黄 5g，炒麦芽 5g，生甘草 1g）。

第八节 盗 汗

【定义】少儿盗汗是指睡着时出汗，醒来后汗止的汗出异常现象。少儿亚健康状态的盗汗不包括某些疾病如结核病、佝偻病等所导致的盗汗。

【判断依据】

1. 以盗汗为几乎唯一不适感。多在入睡已深或在清晨 5 时许或在醒觉前两小时汗液溢出，汗出量较少，仅在醒后觉得全身或身体某些部位稍有汗湿，睡醒后则再无汗液泄出。

2. 一般无不舒适的感觉，也可伴口干咽燥、头晕、乏力、五心烦热、大便干燥。

3. 上述情况每周发生不超过 4 次，并持续 2 周以上。

4. 排除结核病、佝偻病等疾病；或 7、8、9 高温季节之盗汗；或时时汗出、动则益甚的自汗。

【发生原因】

1. 少儿纯阳之体，阴常不足，阳热易亢，阴津耗伤，心阴不足，虚火内生，迫汗外泄是为盗汗。

2. 营卫失调，阴阳失衡，若卫强营弱，阳气郁蒸于肌表，内迫营阴，津液外越而为盗汗。

3. 少儿素体阴虚，或热病后伤阴，郁热未尽，或肾阴虚损，虚火内扰则盗汗出矣。

【调理原则】注意调节少儿居住环境的温度和湿度，保持少儿情绪快乐，适当进滋补之品。针对个体体质，辨证施治。

【调理方法】

中医认为，"汗为心液"，若盗汗长期不止，则心阴耗伤十分严重，应积极调理，特别注意自我养护。

1. 推拿调理

补脾经 300 次、补肺经 100 次、补肾经 100 次、揉肾顶 3 分钟、揉二马 3 分钟、揉肾俞 3 分钟、分推手阴阳 30 次、推三关 100 次、捏脊 3~5 次、按揉足三里 3~5 分钟。

2. 生活方式调理

(1) 加强必要的体育锻炼，养成有规律的生活习惯，注意劳逸结合。

(2) 多饮水，保持体内的正常液体量。

(3) 在条件允许时，适当调节一下居住环境的温度与湿度，温度多宜在 24℃ 左右，湿度宜在 50% 左右。如阴虚血热者的居住环境应再稍偏凉一些。

(4) 被褥、铺板、睡衣等，应经常拆洗或晾晒，以保持干燥，并应经常洗澡，以减少汗液对皮肤的刺激。

（5）长期卧床者，家属应特别注意加强护理，避免发生褥疮。还要注意观察盗汗者的面色、神志、出汗量大小，如有特殊改变要及时处理。

3. 饮食调摄

（1）多食一些育阴清热的食物，如淡水鱼、甲鱼、乌龟、猪肝、白木耳、菠菜、白菜等。

（2）不宜吃辛辣的食品，不饮酒。

（3）食疗：

①泥鳅汤

原料：泥鳅 120g。

制法与用法：热水洗去泥鳅的黏液，剖腹去除肠脏，用油煎至金黄色，加水 2 碗煮至半碗，放入精盐少许调味。小儿分次饮汤，不吃鱼，连服 3～5 天。

功效：补气益阴。适宜于一般盗汗者。

②花旗参绿豆煲水鸭

原料：花旗参 3g，绿豆 10g，百合 5g，水鸭 1 只。

制法与用法：上料加水适量煲汤，武火煎开后文火再煲 1 小时左右，调味食用。

功效：益气养阴。适宜于气虚、乏力的盗汗者。

③红枣乌梅汤

原料：红枣 15 枚，乌梅 10 枚。

制法与用法：取红枣、乌梅水煎服，每天 1 次，连服 10 天。

功效：益气敛阴，止汗。适宜于气虚之盗汗多者。

④银耳红枣汤

原料：银耳 30g，红枣 20g，冰糖适量。

制法与用法：先将银耳用温水泡发，除去蒂头，洗净后撕成小块。红枣洗净撕开。共入锅内加水适量，用小火慢煨至银耳、红枣料熟，放入冰糖溶化调匀，即可出锅食用，每剂分 6 次食完。

功效：滋阴补血。适宜于心悸、头晕之盗汗者。

⑤百合红枣莲子汤

原料：百合 5g，红枣 5 枚，莲子 10g，红糖适量。

制法与用法：将莲子用水泡后剥皮，百合、红枣洗净，同放入锅内，加两大碗水，小火炖 1 小时，加红糖调味后食用。

功效：益气养阴，宁心安神。适宜于心悸、头晕之盗汗者。

4. 成药疗法

（1）六味地黄丸，每次服 3 粒（2g），每日 3 次。

（2）大补阴丸，每次服 3g，每日 3 次。

5. 验方疗法

（1）西洋参 6g，泡水代茶，徐徐饮之。

（2）浮小麦 30g，炒熟，用水煎服，每日 2 次。

6. 脐疗

（1）五砂散：五倍子 5 份，辰砂 1 份。共研细末，贮瓶备用。用时取药散 0.5 ～ 1g，用温水调成糊状，于临睡前敷于肚脐，外以纱布覆盖，胶布固定。翌日晨起时取下，如无效可重复使用，一般连用 3 天即可奏效。

（2）止汗敷剂：五倍子、赤石脂、没食子、煅龙骨、煅牡蛎各 20g，辰砂 1g。共研细末，贮瓶备用。于临睡前取药粉 1g，用凉开水、食醋各半调匀，敷入脐中，纱布覆盖，胶布固定，翌晨去掉。每日 1 次，3 ～ 5 天为 1 疗程，具有较强的敛汗功能。

7. 中医辨证调摄

（1）心血虚证

证候：夜间盗汗，时时发作，伴有心悸，面色无华，唇、甲色淡，舌淡红，脉细弱。

治法：补血养心，益气固表。

方药：归脾汤（党参 5g，白术 3g，黄芪 5g，知母 1g，茯苓 5g，远志 3g，酸枣仁 3g，龙眼肉 3g，当归 5g，大枣 5 枚）。

（2）阴虚火旺证

证候：夜间盗汗，时时发作，伴有心烦身热，口渴咽干，唇红或潮热，舌质红，苔薄白，脉细数。

治法：滋阴降火。

方药：当归六黄汤（当归 2g，生地黄 2g，熟地黄 2g，黄芩 2g，黄柏 2g，黄连 2g，黄芪 4g）。

（3）气阴亏虚证

证候：夜间盗汗，潮热，五心烦热，肢体倦怠，气短口渴，舌红瘦小，少苔，脉微弱。

治法：益气生津，敛阴止汗。

方药：生脉散（人参 3g，麦门冬 3g，五味子 2g）。

第九节　易　感　冒

【定义】易感冒是指少儿体质虚弱，卫表不固，易患感冒的一种亚健康状态。少儿往往抗病能力弱，不能耐受风寒暑热之邪，易受外邪侵入，稍有不慎，即可感冒。

【判断依据】以易感冒为几乎唯一不适感。常常每月至少感冒一次，少儿往往有自汗，或动则汗出，或体力明显缺乏，稍有活动后就感觉疲劳不适，或伴有胃口欠佳，大便偏稀。

【发生原因】

1. 先天不足，后天失养：如孕育时父母体质虚弱，胎气不足；出生后喂养不当，偏食或厌食。

2. 病后气血亏虚，未能及时调理或调理不当。

【调理原则】培补元气，益气健脾，固表和卫。

【调理方法】

1. 推拿调理

补脾经 300 次、补肺经 100 次、补肾经 100 次、揉外劳宫 3 分钟、推三关 100 次、揉板门 3 ~ 5 分钟、摩腹 3 ~ 5 分钟、捏脊 3 ~ 5 次、揉足三里 3 ~ 5 分钟。

2. 饮食调理

（1）平时多食用具有健脾益气作用的食物，如：小米、山药、香菇、鸡肉等。

（2）食疗：

①黄芪蒸鸡

原料：嫩母鸡 1 只（1000g 左右），黄芪 30g，精盐 1.5g，绍酒 15g，葱、生姜各 10g，清汤 500g，胡椒粉 2g。

制法与用法：母鸡宰杀后去毛，剖开去内脏，剁去爪，洗净。先入沸水锅内焯至鸡皮伸展，再捞出用清水冲洗，沥干水待用。黄芪用清水冲洗干净，趁湿润斜切成 2mm 厚的长片，塞入鸡腹内。葱洗净后切成段，生姜洗净去皮，切成片。把鸡放入砂锅内，加入葱、姜、绍酒、清汤、精盐，用湿棉纸封口。上蒸笼用武火蒸，水沸后蒸 1.5 ~ 2 小时，至鸡肉熟烂。出笼后去黄芪，再加入胡椒粉调味，空腹食之。

功效：益气升阳，养血补虚。适用于脾虚食少，倦怠乏力，气虚自汗，易患感冒等。

②黄芪猴头汤

原料：猴头菌 150g，黄芪 30g，嫩母鸡 250g，生姜 15g，葱白 20g，食盐 5g，胡椒面 3g，绍酒 10g，小白菜心 100g，清汤 750g。

制法与用法：猴头菌经冲洗后放入盆内，用温水泡发，约 30 分钟后捞出，削去底部的木质部分，再洗净切成约 2 毫米厚的大片。发菌用的水用纱布过滤后留存待用。嫩母鸡宰杀后洗净，切成条块。黄芪用热湿毛巾揩抹净，切成马耳形薄片。葱白切为细节。生姜切为丝，小白菜心用清水洗净待用。锅烧热下入猪油，投进黄芪、生姜、葱白、鸡块，共煸炒后放入食盐、绍酒及发猴头菌的水、少量清汤，用武火烧沸后，改用文火再煮约 1 小时，然后下猴头菌再煮半小时，撒入胡椒面和匀。先捞出鸡块放置碗底，再捞出猴头菌盖于鸡肉上；汤中下入小白菜心，略煮片刻，将菜心舀出置碗内，即成。

功效：益气健脾，补益虚损。适用于脾胃虚弱、食少乏力、气虚自汗、易患感冒者。

第十节　肥胖症倾向

【定义】肥胖症倾向以体重超过标准体重（理想体重）的 10% 又不到 20% 为特征，当人体进食热量多于消耗量，多余的物质就转化为脂肪储存于体内，使体重增加，这是人体内脂肪积聚过多的一种表现。

【判断依据】

1. 肥胖症或肥胖症倾向的定义是人为的，目前多以标准体重（理想体重）和体重指数为依据。标准体重（理想体重）一般按下列简易公式计算：男性标准体重（理想体重）（kg）= 身高（cm）- 105，女性标准体重（kg）= 身高（cm）- 110；或身高（cm）减 100 后再乘以 0.9（男性）或 0.85（女性）。体重指数（body mass index，BMI）= 体重（kg）/身高的平方（m^2）。体重超过标准体重（理想体重）的 20% 或 BMI > 24（国外男性以 27，女性以 25 为高限）可诊断为肥胖症。体重超过标准体重（理想体重）10% 又不到 20% 或体重指数（BMI）超过 17 但不到 18 的少儿，则诊断为少儿肥胖症倾向亚健康状态。

2. 肥胖症倾向的少儿多无症状，或可有多食，腹胀，便秘，神疲乏力，喜静恶动，肢体困倦，腹满气短等。

【发生原因】

1. 外感湿邪，入里内蕴于脾，复因脾虚，湿自内生，内外结合，化为痰浊，壅于皮肤。

2. 饮食不节，恣食肥甘厚味，肥甘损伤脾气，脾弱胃强，胃强则消谷善饥，饮食过多，脾虚则内湿不运，日久则湿脂外壅。

3. 先天禀赋不足，脾肾两虚，水湿不运，内停化痰，壅滞于中；或因先天遗传的影响，父母肥胖者，子女亦多有肥胖症之倾向。

4. 素体阴虚，热病后耗伤阴津，肝阴不足，肝失所养，则肝阳上亢，灼津为痰，壅于肌肤。

5. 平素不喜欢体育运动或体力活动。

【调理原则】改变不合理的生活方式，采取科学的饮食疗法是预防和治疗肥胖症倾向的基本措施。调理原则为健脾益气，温阳化湿，消导利水，除湿化痰。

【调理方法】

1. 推拿调理

补脾经 300 次、补肺经 100 次、补肾经 100 次、揉外劳宫 3 分钟、推三关 100 次、揉板门 5 分钟、运内八卦 50 次、揉脾俞 3~5 分钟、揉肾俞 3~5 分钟、按揉足三里 3~5 分钟。

2. 生活方式调理

（1）养成良好的生活习惯。保证睡眠，不宜久坐或久卧，特别是三餐饭后。早睡早起，勿贪睡，保持一个相对稳定的生物钟；保持大便通畅，养成规律的大便习惯；戒掉懒惰的坏习惯，勤动手，勤走路，在每天上学、下学的路途中尽量徒步慢行，上、下楼尽量少用电梯。

（2）加强体育锻炼。增加运动量，促进食物消化和热量消耗，配合饮食，共达热量输出大于输入之负平衡，以减少体内储存的脂肪，达到控制体重的目的。逐渐增加运动量与减少进食量相结合。使体内多余的脂肪慢慢燃烧掉，最终使人体的能量支出和进入达到一个平衡状态。运动量应该从小到大，循序渐进，并要持之以恒。具体方法有：

①步行减肥。抬头、挺胸、直膝、大步走或快步走，双手在身体两侧自然地大幅度摆动。建议每人每天步行应在 1 小时左右，以清晨或晚餐后 1 小时为佳。

②跑步减肥。跑步时要自然跑动，在平坦的道路上进行，注意调整呼吸，全身肌肉要放松，步速要缓慢、均匀，时间要维持在 20 分钟以上。

③跳绳减肥。运动量可以自由调节，运动时间每次应在 30 分钟以上，脉搏保持在 120~150 次/分。

④游泳减肥。一般游 30~45 分钟，饭后 1 小时进行为宜。

⑤仰卧起坐、健身操、跳迪斯科等。

3. 饮食调理

（1）限制零食，规律用餐。早餐吃好，午餐稍饱，晚餐吃少，不要吃夜宵。所食脂肪选不饱和脂肪酸为主和胆固醇含量低的，忌用猪油、牛油、肥肉等。减少食盐的摄入，以减轻心脏负担和减少肥胖者常伴有的水钠潴留。饮食以清淡为主，不宜吃甜、咸、辛、酸等刺激食欲之品。

一日三餐要定时定量。不能随意增加或减少进餐次数，不要为节食而减少三餐中的任何一餐，也不能将三餐的食物量并为一餐吃。

咀嚼的速度要慢。

（2）合理的饮食结构。控制饮食，遵循低盐、低糖、低脂肪的饮食原则。

①限钠。减少盐的摄入能减少肥胖，每天适宜的食盐摄入量应在 3g 以下。

②限制总热量。肥胖症前期者每天摄入热量宜为：7942～8360 国际单位/天（1900～2000 卡路里），摄入低脂肪、低热量（低卡路里）、高蛋白的食物为宜。

③下列食物应控制摄入。

高糖食物：白糖、冰糖、水果糖、巧克力糖、甜点心等。

高脂肪食物：肥肉、猪油、牛油、花生油、菜油、芝麻油等。

高胆固醇食物：动物脑髓、动物内脏、蛋黄、蟹黄等。

高淀粉食物：番薯、马铃薯、粉皮、凉粉、凉皮、菱角等。

其他：各种酒类、含糖高的水果、蛋糕、油炸食品等。

（3）食疗：

①山药白萝卜粥

原料：山药 20g，白萝卜 50g，大米 100g。

制法与用法：将山药浸泡 1 夜，切 3cm 见方的薄片；白萝卜去皮，切 3cm 见方的薄片；大米淘洗干净。将大米、白萝卜、山药同放锅内，加清水 800ml，置武火上煮沸，再用文火煮 35 分钟即可。

功效：消积，健脾，减肥。适宜于肥胖兼见脾虚者。

②薏苡仁煮冬瓜

原料：薏苡仁 20g，冬瓜 300g，姜 5g，葱 10g，盐 4g，味精 3g。

制法与用法：将薏苡仁淘洗干净；冬瓜洗净，切 2cm 宽、4cm 长的片；姜切片，葱切段。将薏苡仁、冬瓜、姜、葱同放炖锅内，加水 1200ml，置武火上烧沸，再用文火炖煮 35 分钟，加入盐、味精即成。

功效：利尿，消肿，减肥。适宜于肥胖兼见脾虚者。

③赤小豆炖仔鸭

原料：赤小豆 50g，仔鸭 1 只，料酒 10g，盐 4g，味精 3g，姜 9g，葱 8g，胡椒粉 3g。

制法与用法：将赤小豆洗净；鸭宰杀后，去毛、内脏及爪；姜拍松，葱切段。将仔鸭、赤小豆、姜、葱、料酒同放炖锅内，加水 3000ml，置武火上烧沸，再用文火炖煮 35 分钟即成。

功效：利尿消肿，减肥美容。适宜于轻度肥胖者。

④赤小豆冬瓜鲤鱼汤

原料：赤小豆 50g，冬瓜 100g，鲤鱼 1 尾（500g），料酒 10g，盐 5g，味精 3g，姜 5g，葱 10g，胡椒粉 3g。

制法与用法：将赤小豆洗净浸泡一夜；冬瓜洗净，切 3cm 见方的方块；鲤鱼宰杀后去鳃、内脏、鳞；姜切片，葱切段。将炒锅置武火上烧热，下入素油，烧六成热时，下入姜、葱爆香，下入鲤鱼略炸后，加入冬瓜、赤小豆、料酒及清水 1800ml，武火烧沸，再用文火炖煮 35 分钟，加入盐、味精、胡椒粉即成。

功效：利水，消肿，减肥。适宜于轻度肥胖者。

⑤鸡丝冬瓜汤

原料：鸡脯肉 200g（切丝），冬瓜片 200g，党参 3g。

制法与用法：上述原料入锅，加水 1000ml，以小火炖熟。调少量盐、黄酒、味精即可。

功效：健脾行气，祛湿化痰。适宜于少儿肥胖症倾向兼见脾虚湿盛者。

⑥降脂饮

原料：枸杞子 10g，首乌 15g，草决明 15g，山楂 15g，丹参 20g。

制法与用法：上料文火水煎，取汁约 2000ml，储于保温瓶中，作茶频饮。

功效：活血散瘀，顺气利水。适宜于少儿肥胖症倾向兼见气滞血瘀者。

⑦雪梨兔肉羹

原料：兔肉 250g，雪梨 400g，车前叶 15g。

制法与用法：雪梨榨汁，车前叶煎取汁 100ml，兔肉煮熟后，加梨汁、车前叶汁及琼脂同煮，成羹后入冰箱，吃时装盘淋汁即可。

功效：清泻胃火。适宜于少儿肥胖症倾向兼见胃火偏盛者。

4. 针灸调摄

可选用体针、耳穴毫针、耳体穴结合针、耳穴埋针、耳穴压籽、梅花针等。推荐用耳穴压籽法，简便易行、安全无痛、副作用少，尤其适于肥胖症前期。

将油菜籽，或小米、绿豆、白芥子、莱菔子、王不留行籽等适量，用沸水烫洗后晒干，贴附在切成小方块的胶布上，然后贴敷于消毒过的耳穴上，按压紧密。可于每天进餐前半小时自行按压 2~3 分钟，以局部有酸痛感为度。保留 3~5 天，每次贴压一侧耳郭，两耳交替轮换，2 周为 1 疗程，两个疗程间隔 3 日。一般 2~4 个疗程即显效。耳穴压籽法常选以下穴位：内分泌、神门、饥点、渴点、脾、胃、大肠、三焦区等。每次选取 3~5 穴，不必过多。

5. 中医辨证调摄

（1）胃热滞脾证

证候：多食善饥，形体微胖，脘腹胀满，口苦口干，大便干，舌红，苔黄腻，脉滑。

治法：清胃泻火，佐以消导。

方药：小承气汤合保和丸加减（大黄 2g，枳实 3g，厚朴 2g，山楂 5g，神曲 3g，莱菔子3g，半夏2g，陈皮3g，茯苓3g，炒麦芽5g）。

（2）脾虚湿阻证

证候：微胖浮肿，神疲乏力，肢体困重，小便不利，便溏或便秘，舌淡，苔白腻，脉濡细。

治法：健脾益气，渗水利湿。

方药：参苓白术散加减（党参5g，白扁豆3g，茯苓5g，炒白术3g，砂仁2g，莲肉3g，黄芪5g，山药5g，薏苡仁5g，甘草2g）。

（3）痰浊中阻证

证候：素体微胖，喜食肥甘，头身困重，脘腹胀满，口黏涎多，神疲嗜卧，苔白腻，脉滑。

治法：祛痰化浊，理气消胀。

方药：导痰汤加减（半夏3g，南星2g，枳实3g，橘红3g，茯苓3g，甘草2g，陈皮3g）。

（4）肝郁气滞证

证候：形体微胖，胁肋胀痛，烦躁易怒，舌淡，苔薄，脉弦。

治法：疏肝理气，健脾消胀。

方药：逍遥散加减（柴胡3g，当归3g，薄荷2g，茯苓3g，白术3g，炒麦芽5g，生甘草2g）。

第十一节　营养不良倾向

【定义】少儿营养不良倾向以体重低于标准体重的10%～20%为标准。一般体检无明显异常，机体测量指标和生化指标接近正常值，不影响免疫力和创伤愈合，仅表现为体力下降，并可伴有某些维生素和矿物质缺乏的表现。

【判断依据】少儿体重低于标准体重的10%～20%。可无症状，也可有体重不增或下降，生长发育减慢，食欲不振，大便稀溏，偏瘦，全身乏力，皮下脂肪减少等症状。

【发生原因】先天禀赋不足，肾脏亏虚，后天失于调养，脾胃虚弱，吸收消化不良；或饮食结构不合理，品种单调，不能激发少儿的饮食欲望。

【调理原则】滋补肾精，健脾和胃。

【调理方法】

1. 推拿调理

补脾经300次、补肾经100次、揉板门5分钟、运内八卦50次、揉中脘5分钟、揉脾俞3～5分钟、揉胃俞3～5分钟、按揉足三里3～5分钟、捏脊3～5次。

2. 生活方式调理

合理安排学习、生活作息时间，坚持户外活动，保证充足睡眠，适当休息，避免劳累，保持心情舒畅，避免精神情绪的紧张。

3. 加强护理

居住环境宜保持安静、舒适，空气清新。保持皮肤、五官清洁卫生。

4. 饮食调理

（1）根据营养不良倾向者消化功能及对食物的耐受能力等合理安排饮食。不宜操之过急，由少到多，由流质到稀稠到固体食物，不宜强迫，以免厌食或呕吐。

（2）对于婴幼儿营养不良倾向者所需的热能和蛋白质一般应大于同年龄和同身长的正常儿，以便赶上正常生长水平的需要。

（3）应选择容易消化吸收、高热能及高蛋白质的食物，可给以蛋类、鱼、瘦肉、豆制品等。给予足够的维生素和矿物质，必要时可加服各种维生素制剂。

（4）改善膳食，早餐吃好，中餐吃饱，晚餐略少。戒绝偏食挑食、吃零食的不良习惯。戒烟戒酒。

（5）食疗：

①扶中汤

原料：炒白术、生山药、龙眼肉各10g。

制法与用法：上三味用水煮成汤，去药渣，代茶饮服，每日适量。

功效：益气养血，健脾补中。适宜于脾虚气弱、身体偏瘦、面色少华、精神不振、纳谷不香之营养不良倾向者。

②归参鳝鱼汤

原料：鳝鱼500g，当归15g，党参15g。

制法与用法：将鳝鱼宰杀后，去头、骨、内脏，洗净切成丝，当归、党参装入纱布袋内备用；锅内加清水适量，放入上料，用武火烧沸后，撇去浮沫，加黄酒，转用文火煮熬1小时。捞出纱布药袋，加盐、味精即成。吃鱼喝汤，分餐食用。

功效：补益气血。适宜于气血虚亏、体弱疲倦、气短乏力、面黄偏瘦之营养不良倾向者。

③黄芪蒸鹌鹑

原料：黄芪10g，鹌鹑2只。

制法与用法：将鹌鹑杀后去毛，剖腹去内脏，洗净，入沸水中焯约1分钟，捞出待用。将黄芪用湿布擦净，切成薄片，分两份放入鹌鹑腹中。再把鹌鹑放在蒸碗内，加鲜汤、姜片、葱段，用湿棉纸封住碗口，入笼内。置旺火上蒸至熟透取出，加味精、食盐、胡椒粉调味，再把鹌鹑翻在汤碗内，灌入原汁即成，食肉喝原汤汁。

功效：健脾益肾，消积化滞。适宜于脾肾气血不足、饮食不消、身体偏瘦、面色淡黄、毛发稀枯、烦躁不安之营养不良倾向者。

④当归羊肉羹

原料：羊肉500g，黄芪、党参、当归、生姜各25g。

制法与用法：羊肉洗净，切成小块。黄芪、党参、当归包在纱布里，用线捆扎好，与羊肉共放入砂锅里，加水适量，以小火煨煮至羊肉将烂时，放入生姜片、食盐，待羊肉熟烂即可。分顿随量喝汤吃肉。

功效：补益气血，强壮身体。适宜于气血虚弱，表现为疲倦乏力、面黄偏瘦、多汗、纳少之营养不良倾向者。

⑤北芪鲈鱼汤

原料：北黄芪50g，鲈鱼500g。

制法与用法：鲈鱼去鳞、鳃及肠杂，洗净。黄芪切片装入纱布袋内，扎紧袋口，与鲈鱼一起放入锅内，加葱、姜、醋、盐、黄酒、清水，用武火烧沸后，转用文火炖至熟。

功效：补中益气，健胃生肌。适宜于脾气虚弱、面色淡黄、精神不振、纳呆、便溏之营养不良倾向者。

5. 针刺疗法

刺四缝，每日或隔日1次，5日为1个疗程。

6. 外敷法

桃仁、杏仁、生山栀各等份，晒干研末，加冰片、樟脑少许，储藏备用。取药末15～20g，用鸡蛋清调拌成糊状，干湿适宜，敷于双侧内关穴，然后用纱布包扎，不宜太紧，24小时后取下。一般1次多见效，少数患儿2次，最多不超过3次，每次间隔2～3天。

7. 拔罐法

背部：大椎、脾俞、胃俞。

腹部：气海。

下肢部：百虫窝、足三里、隐白。

8. 中医辨证治疗

脾胃虚弱证

证候：面黄偏瘦，毛发少泽，纳差，厌食，腹胀，大便干稀不调或能食易饥，大便量多，内夹不消化物，性情烦躁，夜寐不宁，磨牙，多汗，舌质淡，苔薄白或微黄，脉缓，指纹淡。

治法：健脾和胃，佐以消食导滞。

方药：参苓白术散加减（党参5g，白扁豆3g，茯苓5g，炒白术3g，砂仁2g，莲肉3g，黄芪5g，薏苡仁3g，炒麦芽5g）。

第十二节 夜眠不安

【定义】新生儿每天需要睡眠 20 小时，到 1 周岁仍要 14～15 小时。足够的睡眠是少儿健康的重要保证。夜眠不安是指少儿经常夜间入睡后易醒，时哭时止，或睡眠不实，醒后常可再入睡，或时睡时醒，但白天能安静睡眠的一种亚健康状态。持续时间在两（一）周以上。

【判断依据】

1. 以夜眠不安为几乎唯一不适感。入睡正常，但入睡后易醒，时有哭闹。

2. 饮食正常，大、小便正常，少儿白天睡眠情况良好。

3. 大龄少儿可有晨起后疲乏，全身不适，白天困倦，影响学习或精神，活动效率下降。

4. 上述情况发生待续两（一）周以上。

5. 排除各种疾病或饥饿、尿布潮湿、衣着过冷过热等而引起的夜眠不安。

【发生原因】

1. 睡眠环境不良或突然改变。初生儿由羊水包裹的胎内环境进入襁褓之中的胎外环境，又因脏腑幼嫩，阴阳二气稚弱，调节及适应能力差，故而夜眠不安；或迁居异处，睡眠环境突然改变亦可导致夜眠不安。

2. 胎禀脏气失和，喂养调护失宜。由于先天禀赋有偏，后天调护不当，而致脾寒、心热，或脾虚伤食，心肾两虚，阳浮于上，皆可导致夜眠不安。

3. 不良生活习惯，不规律的作息时间，学习紧张，课业负担过重，睡眠时间不固定，或遭遇重大事件，产生心理、精神压力。

4. 睡眠前饮用了刺激性饮品，如浓茶、咖啡等。

【调理原则】益心，清热，安神，交通心肾。

【调理方法】

1. 推拿调理

补脾经 300 次、补肾经 300 次、清心经 100 次、清肝经 100 次、捣揉小天心 3～5 分钟、按揉百会 3～5 分钟。

2. 生活方式调理

养成良好的生活习惯，按时作息，进行规律运动。改善睡眠环境。家长不要在睡眠前教训少儿。

3. 饮食调摄

（1）饮食定时定量，营养全面均衡。

（2）食疗：

①夜交藤丹参蜜饮

原料：夜交藤 30g，丹参 30g，蜂蜜 15g。

制法与用法：将夜交藤、丹参切段，晒干，入锅，加水适量，煎煮 30 分钟，去渣取汁，待滤汁转温后调入蜂蜜即成，每临睡前顿服。

功效：宁心安神。适宜于夜眠不安兼有心慌者。

②茯神牛奶饮

原料：茯神粉 10g，鲜牛奶 200g。

制法与用法：将茯神粉用少量凉开水化开，再将煮沸的鲜牛奶冲入即成，早、晚分服。

功效：宁心安神，补充钙质。适宜于夜眠不安兼有缺钙者。

③鲜花生叶茶

原料：鲜花生叶 600g。

制法与用法：将花生叶洗净，晒干，揉碎成粗末，每次取 10g，放入茶杯中，加入沸水冲泡。代茶，频频饮用。

功效：安神催眠。适宜于各种夜眠不安者。

④柏子仁合欢茶

原料：柏子仁 15g，合欢花 6g。

制法与用法：将柏子仁、合欢花放入茶杯中，沸水冲泡，加盖焖 10 分钟。代茶，频频饮用。

功效：安神催眠。适宜于各种夜眠不安者。

⑤灵芝远志茶

原料：灵芝 10g，炙远志 5g。

制法与用法：将灵芝、炙远志洗净切成薄片，放入茶杯中，沸水冲泡，加盖焖 30 分钟。代茶，频频饮用。

功效：益气养血，宁心安神。适宜于夜眠不安兼有心慌乏力者。

⑥茯苓枣仁粥

原料：茯苓 20g，枣仁 10g，粳米 100g，白糖 20g。

制法与用法：将茯苓烘干，研成细末。枣仁去小壳，研末备用。粳米淘净，与茯苓粉、枣仁末同入锅中，以小火煮成稠粥，粥将成时兑入白糖即成，早、晚分食。

功效：宁心安神，健脾催眠。适宜于心脾两虚之夜眠不安者。

⑦瘦肉莲子羹

原料：瘦猪肉片 250g，莲子肉 50g。

制法与用法：上料加水炖至熟，调味服食。

功效：养心健脾。适宜于夜眠不安伴见气短乏力者。

⑧甘麦大枣汤

原料：浮小麦30g，大枣10g，炙甘草5g。

制法与用法：将以上3味药同入锅中，加水适量，煮成稠汤，早、晚分服。

功效：补养心气，宁心安神。适宜于各种夜眠不安者。

⑨百合绿豆乳

原料：百合、绿豆各50g，冰糖、牛奶少量。

制法与用法：将百合、绿豆入锅加水煮熟烂后，加少量冰糖、牛奶。

功效：清心除烦，镇静催眠。适宜于夜眠不安兼有心火亢盛者。

⑩灯心竹叶汤

原料：灯心5g，竹叶3g。

制法与用法：上二药水煎取汁，代水饮用。

功效：清心，除烦，安神。适用于小儿夜眠不安。

4. 中医辨证调摄

（1）心脾两虚型

证候：多梦易醒，心慌健忘，饮食无味，面色无华，疲倦乏力。

治法：补益心脾。

方药：归脾汤（白术3g，茯神3g，黄芪4g，龙眼肉3g，酸枣仁4g，人参2g，远志2g，炙甘草1g）。

（2）阴虚火旺型

证候：心烦失眠，头晕耳鸣，口干，手心或脚心热，或有腰酸梦遗，心慌健忘。

治法：补心安神。

方药：黄连阿胶汤（黄连3g，阿胶3g，黄芩2g，白芍2g，鸡子黄1枚）。

（3）心虚胆怯型

证候：心慌多梦，噩梦较多，易惊醒。

治法：益气镇静，安神定志。

方药：安神定志丸（茯苓10g，茯神10g，人参10g，远志10g，石菖蒲5g，龙齿5g）。

（4）脾胃不和型

证候：失眠多梦，脘闷打嗝，腹中不舒，或大便不通，腹痛。

治法：消导和胃，清热化痰。

方药：保和丸（山楂6g，神曲2g，半夏2g，茯苓3g，陈皮2g，连翘2g，莱菔子3g，炒麦芽10g）。

第十三节　高脂血症倾向

【定义】少儿高脂血症倾向是指由于遗传因素、饮食因素等使少儿容易发生血脂增高的一种亚健康状态。

【判断依据】

1. 禁食 12 小时以上化验血脂的各项指标均在正常范围的高限或接近高限值。至少应有两次不同日期的血脂化验记录。

2. 少儿可以没有任何症状。或可有少动懒言，胃口不佳，乏力，舌苔厚腻等。

3. 少儿体形偏胖，平素喜食肥甘厚味如油炸食物等。

4. 有高脂血症、冠心病家族史。

【发生原因】

1. 遗传因素

（1）染色体隐性遗传：生化缺陷是脂蛋白脂酶（LPL）缺乏或激活 LPL 的 ApoC–Ⅱ先天性缺乏。

（2）染色体显性遗传：与机体细胞缺乏低密度脂蛋白（LDL）受体有关。

（3）少儿父母或近亲属有早年发生冠心病家族史。

2. 饮食因素

嗜食肥甘厚味，油炸食品，高糖甜腻之物。

3. 生活因素

少儿平素不喜欢体育运动，或贪恋床榻，喜静恶动，体重指数偏高。

【调理原则】

1. 调整饮食结构，改善生活方式

2. 平衡阴阳，调理气血。

3. 加强体育运动，控制体重。

【调理方法】

1. 推拿调理

清补脾经 300 次、分推手阴阳 30～50 次、揉涌泉 3～5 分钟、按揉足三里 3～5 分钟、揉肺俞 1～3 分钟、揉中脘 3～5 分钟，点按内关（在前臂掌侧，曲泽与大陵的连线上，腕横纹上 2 寸，当掌肌肌腱与桡侧腕屈肌肌腱之间）、合谷（手背，第 1、2 掌骨间，当第二掌骨桡侧的中点处）、阳陵泉（小腿外侧腓骨小头前下方凹陷处）、三阴交、丰陵、厥阴俞（背部第四胸椎棘突下，旁开 1.5 寸）、公孙（足内侧缘，当第 1 跖骨基底部的前下方）、曲池（肘横纹外侧端，屈肘时当尺泽与肱骨外上髁连线的中点）等穴。

2. 加强运动

一般宜采用中等强度的、长时间的、大肌群参与的运动方式，如步行、骑自行车、游泳、慢跑、非竞赛的小球类活动，活动量要达到最大耗氧量的60%，以运动中不感到疲劳气短为度，每天运动的最佳时间是上午7~9时，或下午4~5时。每天坚持运动1小时，每周坚持活动不少于5天，持之以恒。

3. 定期体检

定期到医院抽血化验血脂等相关项目。

4. 饮食调理

限制脂肪，控制碳水化合物，适当限制胆固醇。

（1）限制食物总热量的摄入，保持正常体重，即体重指数保持在20~24。

（2）脂肪占总热量的20%以下，减少饱和脂肪酸的摄入，使其占脂肪量约30%；碳水化合物摄入量占总热量的50%~60%；蛋白质占总热量的20%~40%；胆固醇摄入量在300~500mg，相当于每周3个鸡蛋的含量。

（3）增加富含纤维素食物的摄入，少食各类高能量、高胆固醇和高脂肪的食物。富含饱和脂肪酸及胆固醇的食物有：①肉类：猪牛羊的肥肉、动物内脏、排骨、午餐肉、腌肉。②乳类：全脂奶、奶油、仿奶制品、非乳类奶油。③脂肪类：猪牛油、巧克力、椰油。④粮食类：蛋糕、炸面饼、高脂肪饼干。⑤其他高热量食物：如海鲜、冰淇淋、白糖、果酱、甜食、甜饮料、白酒、蛋黄等。饱和脂肪酸及胆固醇含量不高的食物有：水果、蔬菜、去皮禽肉、猪牛羊的瘦肉、鱼类、脱脂奶、豆浆。

（4）使用适宜的烹调方法，如炖、煨、蒸、煮、熬、凉拌；不宜采用焖、炒、炸、烧、烤等烹调方法。

（5）食疗：

①冬瓜香菇菜

原料：冬瓜200g，香菇50g，调味品适量。

制法：冬瓜去皮洗净，切成小方块。香菇用水发开，去蒂柄，洗净，切成丝。葱、姜洗净切丝，锅中放植物油少量，烧热后下葱、姜爆香，再下冬瓜、香菇和泡香菇的水，焖烧数分钟，待熟时调入食盐、味精等，翻炒几下即可。

功效：下气消痰，利水渗湿，降脂减肥。适宜于脾肺亏虚型高脂血症倾向者。

②荠菜炒冬笋

原料：冬笋30g，荠菜150g。

制法：荠菜洗净，冬笋去壳、根，切片，起油锅下入原料煸炒，并加入少量精盐、味精等调味。

功效：清热利水，降脂降压。适宜于各种高脂血症倾向。

③芹菜炒豆腐干

原料：芹菜250g，豆腐干50g，精盐、植物油、葱、姜各少许。

制法：芹菜洗净切成段，豆腐干切成丝备用。锅中加植物油少许，烧至七成热，下葱、姜煸出香味，将芹菜、豆腐干放入锅内煸炒至芹菜熟透，同时放入盐等调料即成。

功效：清热解毒，平肝息风。适宜于各种类型的高脂血症倾向者。

④三七百合煨兔肉

原料：三七5g，百合30g，兔肉250g，料酒、葱花、姜末、精盐、味精、五香粉各适量。

制法：三七洗净，切片，晒干或烘干，研成极细末，备用。百合洗干净，放入清水中浸泡，待用。再将兔肉洗净，切成小块，放入水中，大火煮沸，撇去浮沫，加入百合、料酒、葱花、姜末，改用小火，煨煮至兔肉、百合熟烂酥软，趁热加放三七粉、精盐、味精、五香粉适量，调匀即成。

功效：清热除烦，化痰降浊，活血降脂。对高脂血症倾向伴高血压倾向者尤为适宜。

5. 中医辨证治疗

（1）痰湿内阻型

证候：平素嗜食肥甘，久坐多卧，形体肥胖，头晕头重，胸脘痞闷，肢体沉重，舌苔白腻，脉濡。

治法：芳香化湿，健脾祛痰降浊。

方药：平胃散合温胆汤加减（党参3g，苍术3g，白术3g，厚朴3g，陈皮3g，藿香3g，茯苓3g，炒麦芽5g，白豆蔻3g，砂仁2g，泽泻3g）。

（2）肝火痰湿型

证候：素体肝阳偏旺，头胀痛，急躁易怒，口干口苦，目赤心烦，舌质红，苔黄腻，脉弦滑数。

治法：平肝潜阳，清热化痰。

方药：天麻钩藤饮合清气化痰丸加减（天麻3g，生地黄5g，钩藤5g，石决明5g，牡丹皮3g，黄芩3g，川贝母3g，大黄2g，法半夏2g，炒麦芽5g，白芍3g，枳实2g，竹茹3g）。

（3）肝肾阴虚型

证候：不胖反瘦，头晕耳鸣，口干咽燥，肢体麻木，腰酸膝软，盗汗遗精，记忆力减退。舌红，少苔，脉弦细数。

治法：补益肝肾，养阴填精。

方药：杞菊地黄汤加味（熟地黄3g，山茱萸3g，枸杞子3g，决明子3g，葛根3g，菊花3g，泽泻3g，杜仲3g，菟丝子3g，白芍3g，怀牛膝3g，丹皮3g，旱莲草3g，冬虫夏草5g）。

第十四节　高血压倾向

【定义】父母均患有高血压病的少儿将来患高血压的概率明显增加，加之少儿的饮食习惯也受父母影响，高脂高盐饮食，特别是高盐饮食，体育运动减少，课业负担过重，学习紧张，升学压力大等因素，均可使少儿处于高血压倾向亚健康状态。

【判断依据】

1. 少儿父母或其近亲属多患有高血压病，平素饮食多以高脂肪、高糖、高盐、低纤维为主。

2. 少儿平时缺乏体育运动，身体偏胖，体重指数偏高。

3. 平时检测血压正常或在正常数值的高限。

【发生原因】

1. 遗传因素

少儿之父母或其近亲属多患有高血压病或已接受抗高血压药物治疗。

2. 饮食因素

少儿平素喜食肥甘厚味如油炸、烧烤食品、含脂肪和糖量高的糕点、奶油等食物，以致湿浊内生，蕴久化热，灼津生痰，日久则痰浊阻塞脉络，上扰清窍，则为高血压倾向。

3. 情志（精神）因素

少儿精神紧张，肝气郁结，日久郁而化火，耗伤肝阴，阴不敛阳；肝火日久也可灼伤肾阴，形成肝肾阴虚，肝阳偏亢，上扰头目，亦可有高血压倾向。

4. 生活因素

少儿平素不喜欢体育运动或运动量偏少，静坐时间过长或睡眠时间过少。

5. 身体偏胖，体重指数偏高

【调理原则】改善生活方式和饮食习惯，调节情志，疏肝健脾，滋肝补肾，潜阳育阴。

【调理方法】

1. 推拿调理

清补脾经 300 次、补肾经 300 次、清肝经 200 次、揉肝俞 3~5 分钟、按揉足三里 3~5 分钟、按揉太冲（足背第 1、2 跖骨结合部前方凹陷处，当拇长伸肌腱外缘）、按揉太溪（足内踝后方，当内踝尖与跟腱之间的凹陷处）、按揉内庭（足背，当第 2、3 趾间，趾蹼缘后方赤白肉际处）、丰隆、公孙、三阴交、风池、合谷等穴 3~5 分钟。

常按摩肝、肾两经穴位，如中都、期门、阴廉、曲泉、中封、涌泉、然谷、大钟、水泉、照海、复溜、交信、筑宾、大赫、气穴、四满、中注、腹通谷、幽门、步廊、神封、灵墟、俞府。

2. 生活方式调理

减轻体重，保持体重指数（BMI）在 18.5～24.9。加强体育锻炼，每天至少 30 分钟有氧代谢运动，每星期 3 天以上。避免劳累，保证充足睡眠。保持每日大便通畅。

3. 调节情志

保持心情开朗乐观，避免长时间精神紧张。

4. 饮食调理

（1）减少盐的摄入，每日低于 3g。

（2）坚持高纤维、低脂、富含钙和镁的健康饮食。

（3）避免摄入浓茶、咖啡和辛辣食品。

（4）食疗：

①菊楂钩藤决明饮

原料：杭菊 10g，钩藤 10g，生山楂 10g，决明子 10g，冰糖 10g。

制法与用法：将钩藤、山楂、决明子煎汁约 1000ml，冲泡菊花，调入冰糖。代茶饮，每日适量。

功效：清肝明目，降血压，降血脂。适宜于肝阳上亢或肝火上炎所致的高血压倾向者。

②桑椹枸杞猪肝粥

原料：桑椹 10g，枸杞子 10g，猪肝 50g，大米 100g。

制法与用法：将猪肝切薄片。大米入锅，加水 1000ml，武火烧沸，加入桑椹、枸杞子、猪肝和少量食盐，煮熟即可。每日 1 次，早餐食用。

功效：滋阴补血，补肾益精。适宜于肝肾不足之高血压倾向者。

③巴戟天天冬炖瘦肉

原料：巴戟天 15g，天冬 10g，山楂 10g，猪瘦肉 100g，姜、葱适量。

制法与用法：巴戟天切段，天冬、山楂切片，瘦肉切块。把猪瘦肉、天冬、巴戟天、山楂同放锅内，加水 1500ml，放入姜、葱、少量食盐，武火烧沸，再用文火炖煮 50 分钟即可。每日 1 次，每次吃猪肉 10～20g。

功效：滋补肾之阴阳。适宜于阴阳双亏之高血压倾向者。

④芹菜粥

原料：芹菜连根 120g，粳米 250g。

制法与用法：将芹菜洗净，切成六分长的段，粳米淘净。芹菜、粳米放入锅内，加清水适量，用武火烧沸后改用文火，炖至米烂成粥，再加少许盐和味精，搅匀即成。

功效：疏肝降压。适宜于各类高血压倾向者。

⑤鲜藕芝麻冰糖条

原料：鲜藕1250g，生芝麻500g，冰糖500g。

制法与用法：鲜藕切条或片状，将生芝麻压碎放入藕条（片）中，再加入冰糖，上锅蒸熟，分成5份，凉后每日服用1份。

功效：清火降压。适宜于高血压倾向而火盛者。

5. 药枕

可以用杭菊花、桑叶、草决明做枕头。

6. 中医辨证调摄

（1）肝阳上亢证

证候：头晕胀痛，面红目赤，目胀耳鸣，急躁易怒，失眠多梦，尿黄便秘。舌红，苔黄，脉弦数有力。

治法：平肝潜阳，清火息风。

方药：天麻钩藤汤加减（天麻3g，钩藤5g，石决明10g，黄芩2g，川牛膝3g，杜仲5g，夜交藤5g，炒麦芽10g，茯神3g）。

（2）肝肾阴虚证

证候：头晕目眩，双目干涩，五心烦热，腰腿酸软，口干欲饮，失眠或入睡易醒，尿黄，便干。舌红，苔少，脉弦细数。

治法：滋肾养肝。

方药：六味地黄丸（熟地8g，山药4g，山茱萸4g，茯苓3g，丹皮3g，泽泻3g）。

（3）痰湿中阻证

证候：头晕头重，胸脘满闷，恶心欲呕，或有心悸时作，肢体麻木，胃纳不振，尿黄，便溏不爽，舌淡红，苔白腻，脉沉缓。

治法：燥湿化痰，健脾和胃。

方药：半夏白术天麻汤加减（法半夏3g，白术3g，天麻3g，陈皮3g，茯苓3g，炒麦芽10g，竹茹3g）。

第十五节　糖尿病倾向

【定义】糖尿病是一组由遗传和环境因素相互作用而引起的临床综合征。随着经济发展和生活方式的改变，糖尿病的患病率正在逐渐上升。糖尿病的病因与遗传和环境密切相关。少儿糖尿病倾向是指父母患有糖尿病或生长在有糖尿病高患病率的家族成员的家庭中，或胰岛细胞自身抗体阳性者的少儿，其具有以后发生糖尿病的高度危险性。

【判断依据】

1. 少儿父母已明确诊断为糖尿病或糖耐量异常。

2. 少儿父母家族中近亲属有已明确诊断的糖尿病患者。

3. 少儿平素喜食肥甘厚味，特别是喜欢摄入含糖量高的饮食。

4. 少儿身体偏胖。超过标准体重（理想体重）20%以上。

5. 化验空腹血糖或餐后2小时血糖虽然在正常值范围内，但往往偏向高值。

【发生原因】

1. 遗传因素

父母患有糖尿病或生长在有糖尿病高患病率的家族成员的家庭中。

2. 生活因素

精神紧张，课业负担重，思想压力大，睡眠时间不足，体力活动减少，身体偏胖。

3. 饮食结构因素

高盐、高脂肪饮食或喜欢进食含有高糖的糕点类食品。

【调理原则】

1. 除遗传因素为不可改变外，应特别注意生活方式及饮食结构，强调生活方式的改变，生活方式的干预或使糖尿病的危险率降低30%～58%，并可完全纠正糖尿病倾向。

2. 益气健脾，疏肝理气，滋补肝肾，平衡阴阳。

【调理方法】

1. 推拿调理

补脾经300次、补肾经300次、清天河水100次、补肺经300次，分别按揉足三里、涌泉、三阴交、肝俞（背部第9胸椎棘突下，旁开1.5寸）、胆俞（背部第10胸椎棘突下，旁开1.5寸）、肾俞（背部第2腰椎棘突下，旁开1.5寸）、脾俞（背部第11胸椎棘突下，旁开1.5寸）、胃俞（背部第12胸椎棘突下，旁开1.5寸）、三焦俞（背部第1腰椎棘突下，旁开1.5寸）等穴1～3分钟。

2. 定期体检

定期抽静脉血化验血糖和糖化血红蛋白，特别是餐后2小时血糖。定期检测胰岛功能。

3. 强化生活方式干预

保持充足的睡眠，讲究卫生。合理运动，运动原则因人而异，量力而为，循序渐进，持之以恒。长期规律地、循序渐进地、按各人具体情况适时适度地进行有氧运动。每周3～5次，运动强度根据个人情况选择，一般宜从低强度运动（散步、做操等）开始，逐渐进入中等强度运动（登山、骑车、跳绳、爬楼等）。避免过度运动，运动时间在餐后1～2小时之后，尤宜早餐后进行。作息规律，白天躺下休息不可过久。

4. 保持情绪乐观

情绪的变化常常是血糖波动的重要因素之一。要正确对待学习和生活，有利于血糖的控制和避免糖尿病倾向。

5. 饮食调理

合理膳食，防止发胖。

（1）食物的成分应该是低脂肪、适量蛋白质、高碳水化合物。碳水化合物为主（占总进食量的60%左右），蛋白为辅（指肉类占总进食量的30%左右），脂肪应在5%~10%即可，饱和脂肪酸摄入占总脂肪酸摄入的30%以下。宜高纤维饮食，多选择如粗粮、蔬菜等食物，饭到八成饱即可，有饥饿感时以水果、蔬菜、坚果类补充。

（2）清淡饮食，食盐控制在每天3g以下。

（3）坚持定时定量定餐：早餐吃好，中餐吃饱，晚餐吃少，少吃快餐。

（4）食疗：

①苦瓜海米汤

原料：苦瓜250g，海米75g，豆豉50g，蒜泥、香菜少许。

制法与用法：海米用温水浸泡1小时，切成细末；苦瓜对切，去瓤、籽，切为细丝，用沸水烫过；将海米、苦瓜放入碗中，再放入豆豉拌匀；待锅烧热后放入锅里，然后加入盐、味精、蒜泥、花椒油、醋，并加入少量开水，煮沸后加香菜少许即可。三餐时服食。

功效：降血糖、血脂、血压。适宜于有高血糖、高血脂、高血压倾向者。

②三汁饮

原料：鲜芦根100g（干品50g），鲜白茅根100g（干品50g），天花粉30g，绿豆30g（泡涨后）。

制法与用法：将泡涨的绿豆与芦根、白茅根（如芦根、白茅根为干品则浸泡20分钟后用）、天花粉共入砂锅内，加入约3000ml凉水，先用大火烧开，再用文火煎煮40分钟，去渣留汁，代茶水饮用，不拘次数，一日饮完。

功效：滋阴生津。适宜于胃热阴虚、口干善饮之糖尿病倾向者。

③淮山药薏米粥

原料：淮山药60g，薏米4~30g，粳米100g。

制法与用法：先将淮山药和薏米捣碎，然后和粳米一起放入锅内，加入凉水约2000ml，先用大火烧开，再以文火煎煮成粥，均分三次，早、中、晚餐食之。

功效：健脾生津。适宜于脾胃虚弱、口渴善饮之糖尿病倾向者。

④黄芪炖鳖肉

原料：生黄芪20g（包煎），鳖肉400g。

制法与用法：同炖，酱油佐味，饮汤食肉。

功效：降糖，益气健胃，补阴。适宜于糖尿病倾向而有消谷善饥，体质虚弱者。

⑤二豆荞麦粥

原料：黄豆、黑豆各50g，荞麦仁300g，核桃仁、花生仁各65g，红枣25g。

制法与用法：将上述原料用清水泡半天，放入压力锅中煮，可加少许盐，也可放少许姜和瘦猪肉。每天吃2次，中、晚餐各1小碗，吃此粥时，可将平时的主食减去75g。

功效：降低和清除胆固醇，增强胰腺分泌胰岛素的功能。适宜于高血糖倾向者。

6. 降糖对药

可选用施今墨老中医的"降糖对药"，即黄芪、山药；或苍术、玄参；或绿豆衣、薏苡仁；或葛根、丹参；或熟地黄、山茱萸等水煎服。

7. 中医辨证治疗

(1) 阴虚燥热型

证候：口干多饮，口苦舌燥，多食易饥，小便频且量多，或烦热多汗，或大便干结，身体逐渐消瘦，苔黄或黄燥，舌干质红，脉洪数或滑数有力。

治法：清热润燥，生津止渴。

方药：玉液汤加减（天花粉3g，葛根3g，麦冬3g，太子参3g，茯苓3g，乌梅3g，黄芪3g，知母2g，五味子3g）。

(2) 气阴两虚型

证候：疲倦乏力，气短自汗，口干多饮，大便干结，舌质淡红，少苔，脉沉细无力或细数。

治法：益气养阴。

方药：生脉饮合防己黄芪汤加减（太子参3g，麦冬3g，五味子2g，黄芪3g，白术3g，茯苓3g）。

(3) 痰热中阻型

证候：形体多为腹型肥胖，或见脘腹胀闷，心烦口苦，大便干结，舌质淡红，苔白腻或厚腻，脉弦滑。

治法：理气健脾，清热化痰。

方药：越鞠丸合平胃散加减（香附3g，川芎3g，苍术3g，神曲5g，半夏2g，佩兰3g，陈皮3g，荷叶5g，白术3g，茯苓3g，炒麦芽5g）。

(4) 肝经郁热型

证候：头晕，咽干，口苦，心烦抑郁，胸胁苦满，善太息，嗳气，舌红，苔薄黄有沫，脉弦或兼数。

治法：清解郁热，疏肝行气。

方药：丹栀逍遥散或大柴胡汤加减（丹皮3g，柴胡3g，赤、白芍各5g，当归3g，黄芩2g，黄连1g，熟大黄3g，沙参5g，葛根5g，天花粉5g，薄荷2g，炒麦芽6g）。

第十六节　动脉粥样硬化倾向

【定义】少儿动脉粥样硬化倾向是指由于遗传因素、饮食因素等使少儿容易发生脂质沉积，细胞变性，纤维增生等变化，导致动脉血管弹性轻度减弱的亚健康状态。

【判断依据】

1. 少儿有动脉粥样硬化家族史。

2. 少儿有高脂血症、糖尿病、高血压及肥胖症家族史。

3. 平时无明显症状。

4. 血脂化验在正常范围内但数值在上限。

【发生原因】

1. 遗传因素

（1）少儿有动脉粥样硬化家族史。

（2）少儿有高脂血症、糖尿病、高血压及肥胖症家族史。

2. 饮食因素

饮食结构不科学，过食肥甘厚味、辛燥之品和胆固醇含量高的食物。

3. 生活因素

学习压力大，精神紧张，平时缺少劳动和体育运动。

【调理原则】

1. 健脾和胃，疏肝解郁。

2. 通过改变生活方式和控制致病因素，防止动脉粥样硬化的发生。

【调理方法】

1. 推拿调理

清补脾经 300 次、揉丰隆 500 次、按揉足三里 3 分钟、清肝经 300 次，分别按揉中脘、脾俞、肝俞、三阴交、丰隆、太溪、血海（屈膝、大腿内侧，髌底内侧端上 2 寸处，当股四头肌内侧）、曲泉（膝内侧，屈膝，当膝内侧横纹头上方凹陷中）各 3~5 分钟。

2. 生活方式调理

（1）坚持适当的体育锻炼。坚持适量的体力活动。根据个体身体情况而定，要循序渐进，不宜勉强作剧烈运动。

（2）工作及生活应注意劳逸结合，生活规律，保持心情愉快，避免长期的精神紧张。

3. 控制血糖、血压、血脂，使之维持在正常水平

4. 饮食调理

（1）每日饮食总热量不应过高，应避免进食过多的动物性脂肪和富含胆固醇的食物，如肥肉、奶油以及肝、脑、肾等动物内脏和骨髓、鱼子、蛋黄、椰子油等。多进食富含维生素的蔬菜、水果和富含蛋白质的食物，如瘦肉、豆类及其制品等，并尽可能以豆油、菜油、麻油或玉米油作为食用油。限制糖类食物。减轻体重，使体重指数（BMI）控制在 18.5～24.9。

（2）食疗：

①猪肉炒洋葱

原料：精瘦肉 50g，洋葱 150g。

制法与用法：洋葱、猪肉均切丝。起油锅烧至八成热，放入猪肉丝翻炒，再入洋葱同炒片刻，调味稍炒即成，佐餐食用。

功效：益气降脂。适宜于气虚而有动脉粥样硬化倾向者。

②降脂减肥茶

原料：干荷叶 60g，生山楂、生薏米各 10g，花生叶 15g，橘皮 5g，茶叶 60g。

制法与用法：上药共制细末，混合后放入热水瓶中，用沸水冲泡即可。每日 1 剂，不拘时代茶饮。

功效：清热消食，降脂化湿。适宜于湿热证有动脉粥样硬化倾向者。

③茼蒿鸡子白汤

原料：鲜茼蒿菜 250g，鸡蛋 3 个。

制法与用法：茼蒿洗净切细后放入锅内，加水 500ml 煨汤，汤将沸时，将鸡子白倒入调匀，煮滚后，加油、盐调味，即可饮服。佐餐食用，可常食。

功效：清热化痰。适宜于动脉硬化倾向有痰热证者。

④消脂健身饮

原料：焦山楂 15g，荷叶 3g，生大黄 5g，生黄芪 15g，生姜 2 片，生甘草 3g。

制法与用法：上各味同煎汤。每日 1 剂，不拘时频饮。

功效：益气消脂，轻身健步。适宜于动脉硬化倾向者。

⑤绿豆萝卜灌大藕

原料：大藕 4 节，绿豆 200g，胡萝卜 125g。

制法与用法：将绿豆泡涨为度，滤干，胡萝卜切碎，与绿豆一起捣泥，加适量白糖调匀，待用。藕洗净后，以刀切开靠近藕节的一端，切下部分留作盖，将绿豆萝卜泥塞入藕洞内，塞满为止。再将切下的部分盖在原处，用竹签插牢，上锅隔水蒸熟，当点心服食。

功效：清热养阴降脂。适宜于动脉硬化倾向有热象者。

5. 针灸

常取穴手五里、大巨、气海、足三里、丰隆、关元。

6. 健身法

（1）仰面平躺，双脚紧紧并拢，上抬 10cm，保持此动作约 10 秒钟，再把双脚放下。将这套动作重复做 50 次，若做 100 次效果会更理想。

（2）身体躺平，双脚并拢，膝关节弯曲，双手交叉放置脑后，旋转颈部，头部略向上抬，视线投向自己的膝部，头向上运动 50～100 次。

（3）面向前坐在椅子上，上身挺直，双手紧扭椅子两端，双脚并拢，而后上提，将该动作保持 10～20 秒钟，然后放下。这套动作重复做 100 次为妥。

7. 中医辨证治疗

（1）痰湿中阻证

证候：体形肥胖，气短，神疲，痰多而黏稠，胸脘痞闷，纳呆，倦怠乏力，身重嗜睡，舌胖大，苔白而厚腻，脉濡缓。

治法：燥湿健脾，豁痰开结。

方药：半夏白术天麻汤（法半夏 3g，白术 3g，天麻 3g，陈皮 3g，茯苓 5g，甘草 3g）。

（2）气滞血瘀证

证候：胸胁胀闷，走窜疼痛，急躁易怒，胁下痞块，刺痛拒按。少女可见月经闭止，或痛经，经色紫暗有块，舌质紫暗或见瘀斑，脉涩。

治法：理气活血化瘀。

方药：血府逐瘀汤加减（当归 3g，生地 3g，桃仁 5g，红花 5g，牛膝 3g，赤芍 3g，川芎 3g，郁金 4g，丹参 5g，三七 3g，柴胡 4g，枳壳 4g，桔梗 3g，甘草 3g）。

（3）脾胃热盛证

证候：面赤或见粉刺痤疮，烦渴引饮不止，食纳超常，口舌干燥或痰黄黏稠，或见口舌易生疮，舌红，苔黄厚，脉洪实有力。

治法：健脾和胃清热。

方药：玉女煎加减（党参 3g，白术 3g，茯苓 3g，生石膏 5g，麦冬 3g，知母 2g，枳实 3g，竹茹 4g，生地 3g，生姜 3g，大枣 3 枚）。

（4）痰瘀阻滞证

证候：肢麻，皮肤不荣甚或甲错，肢体困重，舌紫暗或有瘀斑瘀点，苔腻，脉细滑。

治法：化痰祛瘀。

方药：桃红四物汤合二陈汤加减（当归 10g，白芍 12g，熟地黄 10g，川芎 10g，桃仁 3g，红花 3g，半夏 10g，橘红 15g，白茯苓 3g，炙甘草 6g，生姜 7 片）。

第十七节　儿童自闭症

【定义】儿童自闭症（Childhood autism），又名孤独症，是发病于婴幼儿时期的心理发育障碍性疾病，以社会交往障碍、交流障碍、活动内容和兴趣的局限及刻板重复的行为方式为基本特征。多数患儿伴有不同程度的智力发育落后。

【判断依据】

应综合病史、精神检查、躯体检查和辅助检查的结果予以诊断。诊断要点如下：

1. 起病于 36 个月以内。

2. 以社会交往障碍、交流障碍、活动内容和兴趣的局限及刻板重复的行为方式为主要表现。

3. 除外 Heller 综合征、Rett 综合征等其他疾病。

【发生原因】

早在我国古代就有关于儿童孤独症的记载。在民间称此类病人为：傻子、傻瓜、痴呆、半吊等，在《诸病源候论·小儿杂症诸候》中便有"数岁不能行候，四五岁不能语候"的记载。《小儿药证直诀·行迟》即言："长大不行，行则脚软。"阎孝忠《阎氏小儿方论》谓"心气不足，五六岁不能言"，提出在补肾基础上加菖蒲丸，心肾并治之说。宋代《太平圣惠方》提出小儿心气不足，舌本无力，令儿语迟，用芍药方。清代《医宗金鉴·妇科杂病心法要诀·五迟》提出：小儿五迟之症，多因父母气血虚弱，先天肾亏，先用加味地黄丸滋养其血，以补中益气汤调养其气。《幼幼集成·赋禀》认为："夫人之生也，秉两大以成形，藉阴阳而赋命，……有情无情悉归于厚，非物之厚，由气厚也……有知无知皆归于薄，非物之薄，由气薄也。"并将其分为心脾两虚、肾气不足两型。中医学把它归纳在五迟之中。中医认为儿童孤独症的病因为，先天胎禀不足，肝肾亏损，后天失养，气血虚弱所致。

西医学认为该症病因复杂，至今尚不明确，可能与以下因素有关：

1. 遗传因素

研究表明同卵双生子同病率明显高于异卵双生子，同胞患病率都高于普通人群。

2. 脑器质性因素

该类患儿多有围生期损害史、脑电图异常、神经系统软体征及癫痫发作。提示本症与中枢神经系统异常所致的功能障碍有关。

3. 神经生化因素

患儿血 5 - HT，脑脊液中 DA 代谢产物 HVA 水平可能与之有关。

4. 免疫学因素

免疫细胞数量及活性异常导致患儿容易受病毒感染，导致中枢神经系统损伤，从而发生自闭症。

【调理原则】以补为其治疗大法，如脑发育不全多属肝肾两虚，宜补养肝肾，益精填髓。智力低下者多属心脾两虚，宜健脾养心，益智开窍。痰瘀阻滞者，宜涤痰化瘀，通络开窍。

【调理方法】

1. 推拿调理

补脾经 200 次、补肾经 300 次、揉脾俞 3 分钟、揉肾俞 3 分钟、按揉足三里 3 分钟。

2. 针灸调理

（1）针法：取大椎、百会、足三里、肾俞、脾俞、关元。智力低下取四神聪、印堂。

（2）灸法：灸心俞、脾俞各 3 壮，1 日 1 次。用于脾肾两虚证。

（3）耳针：取心、肾、肝、脾、皮质下、脑干，隔日 1 次。用于各证。

3. 药物调理

目前无特效药，但某些药物可能改善患儿的部分症状，包括：抗精神病药物，盐酸甲硫哒嗪（12.5～50mg/日），舒必利（100～400mg/日）；维生素 B_6 和镁剂，叶酸等。

4. 教育训练

因该类患儿在语言、认知、交往、生活自理等方面存在很多缺陷，因此，必须加强教育训练以促进上述能力的发展。强调个别化教育训练，即根据患儿具体情况进行训练。

5. 行为矫正

该类患儿常存在较多不适应行为，如：严重偏食、自伤等，需选择合理的行为矫正方法，加强行为方面的矫正，以改善患儿的不适应行为。

6. 家庭治疗计划

主要包括对患儿父母进行咨询指导，以使家长了解本症，了解孩子发育的特点，并掌握照管、教育训练患儿及矫正患儿不适应行为的基本方法。

7. 饮食调理

（1）四味糯米粥

原料：炒白术 6 克，干姜 1.5 克，黄芪 10 克，甘草 3 克，糯米 100 克。

制法与用法：先将前四味水煎去渣，再入糯米煮粥食用。每日一剂，分两次服，连服 5～10 天。

功效：温中健脾，适合于脾胃虚弱型患儿。

（2）枸杞鸡

原料：母鸡一只，枸杞 30 克，盐、胡椒适量。

制法与用法：母鸡去皮、爪及内脏，洗净，将枸杞装入鸡腹内，鸡腹向上，装入盘内，摆上姜葱，加胡椒、盐，隔水蒸 2 小时候即可。可作正餐食用。

功效：补益心智，适宜于智力不全的患儿。

（3）猪脑汤

原料：新鲜猪脑一个。

制法与用法：猪脑泡清水中，剔净血筋、漂净，加盐适量，入水煮 30 分钟，食脑喝汤。

功效：适合于视力低下、语言发育迟缓的患儿。

（4）猪心汤

原料：猪心 1 个，九节石菖蒲 10 克。

制法与用法：猪心洗净，用竹刀劈开，九节石菖蒲研末，加入猪心内，加水煮汤。喝汤，食猪心。

功效：养心益智，化痰开窍。适合于伴癫痫患儿。

（5）北芪大枣粥

原料：北芪 10 克，大枣 10 枚，大米 200 克，柏子仁 5 克，茯神 6 克，猪舌 1/3 条。

制法与用法：北芪润透切片，大枣洗净去核，与柏子仁、茯神共煮 40 分钟，去渣取水加入大米，再放入猪舌（切细）一起煲粥。

功效：益气补心，适合于心气虚弱型。

8. 中医辨证治疗

（1）肝肾亏损证

证候：筋骨痿弱，发育迟缓，目无神采，反应迟钝，舌淡，苔少，脉沉细无力，指纹淡。

治法：补肾填精，养肝强筋。

方药：六味地黄丸（熟地黄 8g，山茱萸 4g，牡丹皮 3g，山药 4g，茯苓 3g，泽泻 3g）。

（2）心脾两虚证

证候：语言发育迟滞，精神呆滞，智力低下，四肢痿软，肌肉松弛，口角流涎，纳食欠佳，舌淡胖，苔少，脉细缓，指纹色淡。

治法：健脾养心，补益气血。

方药：调元散加减（人参 5g，黄芪 3g，白术 3g，山药 5g，茯苓 3g，甘草 3g，当归 2g，熟地 3g，白芍 2g，川芎 2g，石菖蒲 2g）。

（3）痰瘀阻滞证

证候：失聪失语，反应迟钝，意识不清，或有吞咽困难，口流痰涎，喉间痰鸣，或关节强硬，肌肉软弱，或有癫痫发作，舌体胖有瘀斑瘀点，苔腻，脉沉涩或滑，指纹暗滞。

治法：涤痰开窍，活血通络。

方药：通窍活血汤合二陈汤加减（半夏 3g，陈皮 3g，茯苓 3g，远志 2g，石菖蒲 2g，桃仁 2g，红花 2g，郁金 2g，丹参 2g，川芎 2g，赤芍 1g，麝香 0.02g）。

第十八节　易　疲　劳

【定义】易疲劳是指少儿在低于正常活动量或正常学习量的情况下容易出现疲劳的症状，表现为精神不振、体乏无力、活动量减少等。无其他明显症状，身体发育正常，排除结核病、慢性肝炎、营养不良、贫血、维生素 B_1 缺乏、肾脏疾病、心血管系统疾病等。

【判断依据】

1. 以低于正常活动量或正常学习量的情况下易表现出疲劳症状为唯一临床表现。余无明显不适。

2. 饮食正常，营养状态良好，体格发育正常。

3. 排除结核病、慢性肝炎、营养不良、贫血、维生素 B_1 缺乏、肾脏疾病、心血管系统疾病等可出现神疲乏力症状的疾病。

4. 排除少儿因懒惰心理以疲劳为托词的情况。

【发生原因】

1. 少儿生机蓬勃，发育迅速，且贪玩多动，对能量供给要求较高，膳食结构不合理，能量供应相对不足而又未达到营养不良的状态，表现为易疲劳。

2. 少儿脏腑娇嫩，形气未充，以肺、脾、肾三脏不足突出。小儿出生以后肺、脾、肾三脏成而未全，全而未壮，肺脏娇嫩易感受外邪，损伤正气；脾常不足则运化力弱，气血生化不足而致肌肉四肢乏力；肾虚常表现为精髓不足，体软无力。

3. 少儿睡眠以安静为佳，年龄越小，睡眠时间越长。睡眠时间不充足，睡眠环境不好也可致少儿生活或学习中易疲劳。

【调理原则】健脾益气，补肝肾，强筋骨。

【调理方法】

1. 推拿调理

（1）健脾法

补脾经 100～200 次、摩腹 5～10 分钟、揉脐 3～5 分钟、按揉足三里 100 次、捏脊

5～7 遍。

（2）益肾法

补肾经 100 次、揉涌泉 100 次。

2. 饮食调理

（1）参芪莲苓粥

原料：党参 10 克，黄芪 10 克，莲子 5 克，茯苓 15 克，大枣 10 个，粳米 50 克。

制法与用法：将党参、黄芪、莲子、茯苓四味入锅中水煎后去渣，再放入粳米、大枣煮熟。

功效：健脾益气。

（2）桂圆花生汤

原料：龙眼肉 10 克，花生米（带红衣）12 克。

制法与用法：上二味入锅加水煮至花生米熟。

功效：健脾胃，补气血。适合有贫血倾向儿童。

（3）龙眼枣仁芡实汤

原料：龙眼肉 10 克，炒枣仁 10 克，芡实 12 克。

制法与用法：上三味水煎，睡前服。

功效：养阴安神。适合睡眠不佳易疲劳者。

（4）营养八宝粥

原料：黑豆 50 克，桂圆肉 10 克，核桃仁 6 个，薏苡仁 5 克，花生（去皮）15 克，芡实 10 克，红枣（去核、皮）15 克，淮山药 20 克，粳米 100 克。

制法与用法：上各味洗净入锅，加水煲粥。每天早晚一小碗。

功效：健脾益气，强筋壮骨。适合脾胃虚弱、瘦弱的少儿。

（5）红枣茶

原料：红枣 60 克。

制法与用法：水煎代茶饮。

功效：补脾生血。适合气虚血弱的少儿。

3. 作息调理

合理安排少儿的作息时间，保证充足、高质量的睡眠。

第十九节　易　痛　经

【定义】痛经，是指妇女在月经期或行经前后，出现周期性下腹部疼痛、坠胀，伴酸痛或其他不适，或痛引腰骶，程度严重以致影响生活和工作质量者。分为原发性和继发性两种。少女易痛经不包括由生殖器官器质性病变引起的痛经。少儿亚健康状态，经期腹部或腰骶疼痛是随月经周期出现的，是症状而不是一种疾病，多发生在初潮或初潮后2~3年，坚持按摩一般都能获得较好的治疗效果。

【判断依据】

1. 以月经期或行经前后出现周期性的下腹部疼痛、坠胀为主要不适感，或伴有经期提前或推后8~9天，经血色、质、量等无明显异常。

2. 上述症状可在每次月经前后出现，也可表现为平时月经期无明显不适，容易受饮食、休息、情志等因素影响出现下腹、腰骶部疼痛难忍的症状。

3. 疼痛不适的症状影响到患者正常的生活和学习。

4. 排除月经期或行经前后出现的小腹或腰骶部轻微胀痛不适，此为正常的生理现象。

5. 排除一切盆腔器质性病变引起的继发性痛经，如子宫内膜异位症、盆腔炎、宫颈狭窄、盆腔肿瘤等。

【发生原因】

1. 情志因素

少女月经初来，对月经缺乏足够的了解，突如其来的生理改变超出了其心理的承受能力，导致其对周期而至的月经产生恐惧、焦虑、紧张不安等情绪。

2. 饮食影响

不合理地在经前或行经期间进食过多辛辣、煎炸、油腻等食物，嗜饮冷饮或凉茶。

3. 学习及作息因素

学习任务过于繁重，压力大；无充足的休息时间，经常熬夜，或作息无定时。

4. 中医病机分析

月经之病，不离冲任二脉。一为冲任瘀阻，气血运行不畅，经血流通受阻，"不通则痛"；一为冲任虚损，胞宫失养，"不荣则痛"。且少儿气势薄弱，"肺脾不足肾常虚"生理特点尚存，不仅易受外邪因素影响，也易因轻微的情绪刺激出现经期的不适。

【调理原则】由于痛经病位在冲任、胞宫，变化在气血，故调理原则以调理冲任、胞宫的气血为主，根据证候不同，或行气，或活血，或散寒，或清热，或补虚，或泻实。

【调理方法】

1. 推拿调理

宜月经来潮前一周进行推拿，每周2次。

（1）摩腹：取仰卧位，四指并拢，掌面轻贴腹部，以脐为中心，两天枢穴距离为直径，顺时针旋摩5~10分钟。

（2）三指按揉气海（腹正中线，脐下1.5寸）、关元（腹正中线，脐下3寸）两穴，每穴约2分钟。

（3）掌部按揉肾俞穴（第2腰椎棘突下旁开1.5寸）、八髎穴（第1、2、3、4骶后孔中）各3分钟。

（4）擦八髎：骶部八髎穴行擦法，以透热为度。

2. 养生调理

（1）注意经期的保暖，避免寒冷的刺激。勿在经期以冷水洗澡、洗头，勿在寒冬长时间浸泡冷水。

（2）注意饮食调理，忌经期或月经前后吃寒凉生冷食物，勿过食辛辣、油腻之品。

（3）注意调节情志，对少女进行必要的生理知识教育，避免其对月经产生恐惧、焦虑不安等情绪。避免剧烈的精神刺激。

（4）注意作息调理，作息要有规律，尤其经期勿熬夜。

3. 药膳调理

一般少女易痛经亚健康状态可通过合理的药膳调理取得满意的效果。

（1）葱姜红糖饮

原料：葱白3段，生姜片10克，红糖25克。

制法与用法：加水适量煎服，趁热服下。

适应证：用于气滞血瘀证、寒湿凝滞证。

（2）川芎桂枝蛋

原料：川芎8克，桂枝5克，鸡蛋2个。

制法与用法：清水适量，鸡蛋洗干净，与川芎、桂枝入锅中共煮。蛋熟后去壳，再入锅中煮片刻，吃蛋喝汤。每日一次，连服3~5天。

适应证：寒湿凝滞证。

（3）当归生姜红糖蛋

原料：当归10克，生姜片3片，红糖15克，鸡蛋1~2个。

制法与用法：当归、生姜片、红糖入水中，煮沸，鸡蛋去壳纳入，煮熟后吃蛋喝汤。

适应证：气血虚弱证。

（4）阿胶炖鸡

原料：阿胶50克，乌鸡半只。

制法与用法：乌鸡洗净，去皮及脂肪，切块入炖盅，阿胶敲碎，纳入盅内，加水、油、盐适量，盖好。入锅中文火隔水炖1.5~2小时。

适应证：气血虚弱证、肝肾虚损证。

4. 中医辨证治疗

对于易痛经亚健康状态调理不慎而发为痛经者，可中医辨证施治。

（1）气滞血瘀证

证候：经前或经期小腹胀痛拒按，经量少，色暗有块，块下痛暂减；伴乳房胀痛，胸闷不适。舌质暗，有瘀点，脉弦。

治法：理气行滞，化瘀止痛。

方药：膈下逐瘀汤（当归9g，赤芍6g，川芎6g，桃仁9g，红花9g，枳壳4.5g，延胡索3g，五灵脂6g，丹皮6g，乌药6g，香附4.5g，甘草9g）。

（2）寒湿凝滞证

证候：经行小腹冷痛，得温痛减，经量少，色暗有块，伴形寒肢冷，小便清长。苔白，脉细或沉紧。

治法：温寒化湿，化瘀止痛。

方药：少腹逐瘀汤加味（小茴香1.5g，干姜3g，延胡索3g，没药6g，当归9g，赤芍6g，川芎6g，肉桂3g，蒲黄9g，五灵脂6g，苍白术各9g，茯苓9g）。

（3）气血虚弱证

证候：行经期间或经后小腹隐隐作痛，喜按或小腹及阴部空坠不适，月经量少，色淡，质清稀，面色无华，头晕心悸，神疲乏力。舌淡，脉细无力。

治法：益气养血，调经止痛。

方药：圣愈汤加减（人参15g，黄芪15g，当归15g，川芎10g，熟地20g，白芍15g，香附6g，延胡索6g）。

（4）肝肾亏虚证

证候：经期或经后小腹绵绵作痛，经行量少，色暗淡，质稀，伴腰膝酸软、头晕耳鸣。舌淡，苔薄，脉沉细。

治法：益肾养肝，缓急止痛。

方药：调肝汤加味（当归9g，白芍9g，山茱萸9g，巴戟天3g，阿胶9g，山药15g，甘草3g，续断10g，杜仲10g）。

第二十节　上课注意力不集中

【定义】上课注意力不集中是指学生难以长时间地把注意力集中于听课、思考、做作业等与课程有关的事情上，易冲动、易分心、没耐心、追求瞬间满足，缺乏观察的能力和聆听的技巧，无法做一成不变的事。

【判断依据】

1. 上课时无法按要求安静地坐着。

2. 易被外界刺激分散注意力。

3. 不能持续做一件事或一份工作，经常没有完成第一件事就急于开始第二件。

4. 在集体课中没有耐心等待。

5. 上课时坐立不安或动个不停。

6. 上课时讲话冲动，喋喋不休。

7. 当老师和其讲话时，往往心不在焉。

8. 排除智力低下等其他儿童精神疾病。

【发生原因】

1. 心理压力过大，高度紧张和焦虑。

2. 对所学科目的目的意义认识不足。

3. 环境的干扰。

4. 家长教养方式不当。

5. 中小学生注意力不集中，较为普遍的原因可能是学生对某些学科不感兴趣，甚至厌倦这门学科，或不喜欢这门课的老师。

6. 睡眠不足，大脑得不到充分休息，也会出现注意力涣散。

7. 营养不良，如偏食、挑食等。

8. 注意力不集中除上述原因和动机、兴趣、压力、焦虑等个人因素外，从小生长的环境的变化也是一个重要因素。

【调理原则】

1. 滋阴补肾，养心安神，醒脑开窍。

2. 节奏分明地处理学习与休息的关系，排除内心及外界的干扰，学会自我减压，养成良好的睡眠习惯。

【调理方法】

1. 推拿调理

（1）推拿手指螺纹面，可以疏通经络、滋补心肾、清肝潜阳、益智宁神，方法简便易学，无痛苦，无需特殊设备，可在家施行。

①肾阴不足、肝阳偏旺：取小指末节、食指末节螺纹面，由指根向指尖直推小指螺纹面，由指尖向指根直推食指螺纹面。

②心气阴两虚：取拇指及无名指末节螺纹面，由拇指桡侧向掌根直推，顺时针方向旋推无名指螺纹面100～500次。

③痰浊内阻：按摩中脘法5分钟，揉脐法5分钟，按揉足三里穴20次，以健运脾胃之气。按揉天突穴15次，直推膻中穴50次，以化痰顺气；配以开天门法（即推攒竹）20次，以宁心安神。隔日1次，15次1个疗程。

④痰火扰心：取手掌面，以掌心为圆，以圆心至中指根横纹约2/3处为半径，用拇指作顺时针弧形或环形推动，配以清心经，可清心泻火，健脾利湿。

（2）足部按摩配方：心、肾、肝、大脑（头部）、小脑、脑干、额窦、肾上腺、三叉神经、颈椎、胸椎、腰椎、骶骨尾骨内侧、输尿管、膀胱。

用轻柔的手法刺激上述反射区，按摩力度及时间可视患儿年龄、症状而定，每日按摩1次，10次为1个疗程。

2. 耳穴治疗

取心、肾、脑干、皮质下、神门，两耳交替，每次揉压1~2分钟，每天3~5次。

3. 足部药疗

清脑益智汤：

组成：鹿角粉、益智仁各6克，熟地20克，砂仁4.5克，生龙骨30克，炙龟板、丹参各15克，石菖蒲、枸杞子各9克，炙远志3克。

用法：上药头煎加清水400ml，煎数沸，取药汁200ml，分2~3次服之。二、三煎各加水500ml，煎沸10分钟，将药液倒入脚盆内，待温，浸泡双足15~30分钟，每日浸泡2次。

4. 饮食调理

（1）桂圆莲子汤

原料：桂圆肉、莲子各15克，冰糖适量。

制法与用法：将桂圆肉、莲子肉同放入锅中，加清水适量，炖煮成汤，纳入冰糖烊化，再煮一二沸即可食用，每日一剂，早晚分服，连服3~5周。

功效：养血健脾，宁心安神。适用于注意力不集中伴心悸、睡眠不安者。

（2）柏仁莲枣粥

原料：柏子仁15克，莲子10克，大枣5克，大米50克，白砂糖适量。

制法与用法：将柏子仁去壳捣烂，与莲子、大枣加清水适量煮沸后，纳入大米，煮至粥熟，加白糖调味后食用，每日一剂，早晚分服，连服3~5周。

功效：养心益脾。适用于注意力不集中伴睡眠欠佳，大便燥结等。

（3）枣仁熟地粥

原料：酸枣仁、熟地各10克，大米50克，白砂糖适量。

制法与用法：将酸枣仁、熟地水煎取汁，纳入大米煮粥，待粥熟时加白糖适量，再煮一二沸即成，每日一剂，连服3~5周。

功效：养肝血、宁心神。适用于注意力不集中伴睡眠不安，梦中易醒，面色无华等。

（4）三七脑髓汤

原料：鲜猪脑（或羊脑）1具，三七粉3克。

制法与用法：鲜猪脑或羊脑洗净，加入三七粉3克，酌加少许食盐、葱、姜等调味品，隔水炖熟，当菜服用。

功效：活血化瘀，生髓益智。适用于注意力不集中属瘀血内阻者，症见神思涣散，毛发不荣，舌质暗，可见瘀斑。

（5）百合熟地龙齿汤

原料：百合、熟地、龙齿各15克。

制法与用法：将龙齿加水适量，先小火煎40分钟，再放入百合、熟地煎15分钟，去渣取汁即可。

功效：滋补肝肾，安神定志。适用于注意力不集中属肝肾阴虚者，症见腰膝酸软，目涩耳鸣。

（6）枸杞枣仁汤

原料：枸杞子15克，酸枣仁、百合各10克，红枣5枚。

制法与用法：将酸枣仁用纱布包扎，与枸杞子、百合及洗净红枣同放入锅中，加水适量，用中小火煮至百合酥烂为度。温热服之，每日一次。

功效：滋补肝肾，养阴潜阳。适用于注意力不集中属肝肾阴虚者，症见急躁易怒，汗出无度。

（7）竹叶汤

原料：淡竹叶30克。

制法与用法：将竹叶洗净，放入锅中，加水适量，用小火煎，取浓汁即可，代茶饮用。

功效：清心利湿宁神。适用于注意力不集中属心火上炎者，症见夜眠不安，口渴思饮，舌烂生疮，尿黄而少，小便刺痛，或面红目赤，苔黄，脉数。

（8）小麦糯米粥

原料：小麦、糯米各30克，酸枣仁15克。

制法与用法：将酸枣仁放入纱布袋中扎口，与小麦、糯米一起入锅，加水适量，用小火煮成粥，放入红糖，和匀即可，温热服用，每日一次。

功效：健脾益气，养心安神。适用于注意力不集中属心脾两虚者，症见终日困倦，面色无华，失眠健忘，纳呆便溏，面色萎黄，舌淡少苔。

5. 中医辨证治疗

（1）肝肾阴虚型

证候：注意力涣散，五心烦热，自汗，咽干，舌红少苔或无苔，脉细或弦脉，目眩头晕或健忘。

治法：滋肾阴潜肝阳，宁神益智。

方药：左归丸加减（熟地15g，淮山药9g，枸杞9g，山茱萸9g，牛膝6g，鹿胶9g，龟胶9g，石菖蒲10g，淡竹叶10g，酸枣仁10g）。

（2）心火旺盛型

证候：心中烦热，急躁，失眠，口渴，舌边红，脉数。

治法：清泻心火为主。

方药：予甘麦大枣汤加减（生甘草 9g，小麦 30g，大枣 6 枚，生地 10g，知母 10g，淡竹叶 10g，泽泻 6g，茯苓 6g）。

（3）痰湿内阻型

证候：多动多语，注意力不集中，神思涣散，胸闷憋气，恶心，呕吐，痰多。

治法：健脾化痰为主。

方药：予二陈汤加减（法半夏 12g，陈皮 12g，茯苓 6g，炙甘草 3g，石菖蒲 10g，钩藤 5g，石决明 15g）。

（4）痰热内扰型

证候：心烦意乱，多动不安，注意力不集中，哭笑无常，脾气暴躁，打人骂人，五心烦热，急躁，失眠等。

治法：清热化痰。

方药：予黄连温胆汤加减（半夏 9g，陈皮 6g，竹茹 9g，枳实 6g，茯苓 9g，炙甘草 6g，大枣 1 枚，黄连 6g，石菖蒲 10g，钩藤 5g，石决明 15g，淡竹叶 9g，合欢花 5g）。

第二十一节　语言发育迟缓

【定义】语言发育迟缓是指发育中的儿童，其语言理解和表达能力明显落后于相应年龄所应达到的标准，主要包括接受性语言障碍和表达性语言障碍两类，不包括由听力障碍而引起的语言发育延迟，及构音障碍等其他语言障碍类型。是儿童常见的语言障碍之一。

【判断依据】

语言发育迟缓现时普遍采用的标准：

1. 8 个月大时仍不能发出声音的。

2. 1 岁时不能叫"妈妈"、"爸爸"的。

3. 1 岁半时能表达或者理解的词（一个意思）不超过 10 个的。

4. 2 岁时仍未能说出具有完整意义的语句，或者理解的词语少于 30 个的。

5. 3 岁后，语言仍含糊不清的。

6. 5 岁时，语句结构常有明显错误的。

7. 对熟人讲话，常有局促困窘的。

语言发育迟缓各类型临床表现：

1. 表达性语言障碍者语言理解尚好，但表达能力差。一岁半左右可以理解他人给予的简单指令，例如让他去取某种物品时，小儿能理解并付之以行动。但自己不能用口头语言表达自己的需求，或口头语言表达能力与同龄儿相比很差。

2. 感受性语言障碍的儿童口头语言的理解和表达均差。儿童不能理解简单的指令，不能根据语言要求指出或拿到某种物品。这类患儿能听到声音，但对语言却不理解，给以手势、表情时有反应。听力检查虽有轻度听力减退，但与临床上所见到的对语言的毫无反应极不相称。电测听检查的听力曲线常很不稳定，波动大。

3. 特发性语言发育障碍儿童在学前阶段可无明显的心理情绪异常，仍然活泼、愉快，上学后由于语言交流困难，小儿常出现焦虑、抑郁、退缩、违拗等行为问题。该类儿童常学习困难，主要是阅读、理解和计算困难。由于这些儿童的内在语言发育正常，因此可参加一些带有创造性的游戏，也可以绘画。具有一定的人际交往能力，如用表情和动作表示自己的需求。对母亲能表示依恋，能与小朋友一起玩耍。对患儿进行智力测验时，表现为言语部分差，但操作部分正常，出现言语智商和操作智商的分离。

【发生原因】

1. 严重的营养不良或者慢性的消耗性疾病，会影响孩子语言中枢的正常发育。

2. 生活环境比较单一，或者长期受到忽视，缺乏锻炼和教育机会也会导致孩子语言发育缓慢。

3. 父母过分溺爱，宝宝不需要开口，各种需求就能得到满足。当孩子开始会说一点点话的时候，父母就表现得非常明白孩子的需求，经常是孩子的一个字或者一个手势，就可以完成心愿。这样的话，孩子也就没有动力和压力去把话说完整。

4. 父母中有人比较内向，孩子也就少了一半的语言刺激，这也是原因之一。

5. 房间数量较多，孩子一个人住，听到父母对话比较少，与父母的交流沟通少。

【调理原则】

1. 补养心神，益精填髓，或滋阴增液，利肺降火。

2. 营造良好的语言环境，以口语的发育为主，根据患儿的兴趣爱好，激发患儿语言交流的欲望和积极性。

【调理方法】

1. 推拿调理

（1）辨证推拿调理：

基本手法：①患儿正坐位，用多指捏拿、点左侧头部，反复施术3分钟；②重点哑门穴，在颈后项韧带两侧行拿、揉法；③点廉泉、天突、百会、膏肓等穴；④点外关穴及下肢的太溪、涌泉穴。

辨证加减：①心气不足：患儿平卧，加点膻中，用手掌轻摩左侧胸前，医者用拇食指同时点揉内关、外关穴。②肺阴虚，内火炽：患儿平卧，点揉中府，沿上肩外缘由上而下作顺序按揉，点经渠、太渊。③肾精不足：患儿俯卧，点揉肾俞、命门，搓摩腰骶部，点三阴交、涌泉等穴。

（2）经验按摩调理：

取穴：风池、风府、百会、太溪、三阴交、阳陵泉、涌泉、关元、中脘、神阙、肾俞、腰俞、印堂、攒竹、络却、角孙、后顶。

手法：按法、揉法、运法。

操作：

方法1：①患儿仰卧，医者立其头前，以双手中指施按法于双侧风池穴1~2分钟，继以中指作揉法作用于两穴，然后一手使患者头部侧屈而固定，另一手中指以同样方法作用于风府穴。②继前体位，一手固定头部，另一手施一指禅推法于百会穴1分钟，继从印堂开始至后顶反复施一指禅推法3~5遍。然后从攒竹至络却反复3~5遍。③继前体位，双手施五指抓法于头部，双手反复移动，使手指作用于全头部1~2分钟，使患者头部有热流感，然后双手重叠，拿双侧角孙穴1~2分钟。④患儿俯卧，医者立其右侧，施指揉法于双侧太溪、三阴交、阳陵泉各1分钟，再点双侧涌泉穴，各穴以得气为度。

方法2：①患者仰卧，医者立其左侧，掌揉腹部任脉诸穴，重点揉关元、中脘、神阙各1分钟，以双掌施运法于腹部1~2分钟。②患儿俯卧，医者立其右侧，先以掌揉背部膀胱经双侧直行路线，施捏脊法于背侧3~5遍，得气为度，然后施摩法于双侧肾俞及腰俞各1分钟，以透热为度。

2. 饮食调理

（1）二髓膏

原料：猪骨髓、羊脑髓、核桃肉、黑豆、黑芝麻、山药、牛膝、枸杞子各30克，蜂蜜200克。

制法与用法：上药除蜂蜜外煎汁去渣浓缩，加蜂蜜，制成二髓膏，每次服2匙，每日一次。

功效：补益脾肾，强筋健骨，益脑填髓。适用于发育不足，发育迟缓，语迟者。

（2）山药枸杞炖猪脑

原料：猪脑髓50克，山药5克，枸杞子6克，鲜汤、黄酒、生姜片、葱白、精盐、味精适量。

制法与用法：先将山药洗净切片，枸杞子用温水洗净，猪脑髓去血筋洗净，一同放入砂锅中，加入葱、生姜，煮熟搅成烂糊即成，每日分三次食用。

功效：具有补益肝肾、健脑益智的作用。适用于小儿发育迟缓，语迟，记忆力差者。

（3）人参煲乌鸡

原料：人参10克，麦冬10克，五味子9克，乌鸡1只（1000克），酱油10克，盐5克，姜5克，葱10克，胡萝卜100克，蘑菇50克，火腿肉50克，素油50克，鸡汤 500 毫升。

制法与用法：①人参润透切片，麦冬洗净去心，五味子洗净，葱切段，姜切片，胡萝卜切成厘米见方块，蘑菇发透洗净，切成两半，火腿切片。②鸡宰杀后去毛、内脏及爪，把鸡剁成 4 厘米见方的小块。③把锅置武火上烧热，加入素油至六成热时，下入姜、葱爆香，即入鸡块滑透，加入蘑菇、胡萝卜、五味子、麦冬、人参片、火腿肉翻炒匀，加入鸡汤，用文火煲至浓稠熟透即成。每日 1 次，每次吃乌鸡 50 克，吃人参、麦冬、胡萝卜、火腿肉。

功效：适于语言发育迟缓属心肾不足者。

（4）大枣桂芪粥

原料：大枣 10 枚，桂枝 10 克，黄芪 10 克，龙眼肉 10 克，大米 100 克。

制法与用法：①把大枣去核、洗净；龙眼肉、桂枝洗净，黄芪洗净、切片；大米淘洗干净。②把大枣、桂枝、黄芪放入炖锅内，加水 200 毫升，用中火烧沸，文火煮 25 分钟，冷却，滤去药渣，留汁待用。③把药汁、龙眼肉同大米放入电饭煲内，加入适量清水，如常规煲粥即成。每日早餐食用 1 次，每次食粥 50 克。

功效：适于语言发育迟缓与弱智属心气不足者。

（5）黄芪猴头菇汤

原料：黄芪 20 克，当归 10 克，红花 6 克，猴头菇 100 克，绍酒 5g，盐 5 克，葱 5 克，生姜 5g，小白菜 100 克，鸡汤 100 克。

制法与用法：①猴头菇冲洗后，放入盆内，用 50℃温水发涨，约 30 分钟捞出，去蒂根，切成薄片；生姜切片，葱切段，小白菜洗净，待用。②黄芪切片，当归切 4 厘米长的段，红花洗净，放入炖锅内，加入猴头菇、绍酒、盐、姜、葱、小白菜，再加入鸡汤。③将炖锅置武火上烧沸，再用文火炖煮 25 分钟即成。每周 2～3 次，连用 2～3 周即可。

功效：适于语言发育迟缓与弱智属气血两虚者。

3. 中药治疗

（1）心脾两虚型

证候：语言迟钝，智力低下，四肢痿软，头发稀疏，肌肉松弛，纳食欠佳。舌质淡红苔薄少，脉细。

治法：健脾养心，开窍益智。

方药：调元散合菖蒲丸加减（黄芪 9～12g，人参、炙甘草各 3～6g，茯苓 9g，白术、当归、益智仁、菖蒲、远志各 6～9g）。

（2）瘀血阻络型

证候：言语謇涩，舌体转动不灵活，神识呆笨，四肢拘急。舌质暗，甚或有瘀斑、瘀点，脉细涩。

治法：活血化瘀，开窍通络。

方药：桃红四物汤加减（桃仁、红花、当归各 6～9g，白芍 9～12g，川芎、菖蒲、郁金各 6～9g）。

4. 针灸治疗

主穴：四神针（位于百会穴前后左右旁开 1.5 寸处，共四针），颞三针（耳尖直上 2 寸为第一针，在第一针水平前后各旁开 1 寸为第二、第三针），智三针（神庭、本神），脑三针（脑户、脑空），舌三针（上廉泉，廉泉左，廉泉右），哑门、风池、通里。

配穴：多动难静者加手智针（内关、神门、劳宫），自闭沉静者加足智针（涌泉、泉中、泉中旁），流涎加颊车、地仓，癫痫抽搐者加痫三针（内关、申脉、照海）。

针刺方法：每次治疗选取主穴，配穴根据临床症状选用，针刺每日 1 次，每次 30 分钟，5～10 分钟行针 1 次，每周休息 2 天，4 周为 1 疗程，共治疗 4 疗程。

针刺手法：局部常规消毒，头部穴平刺 0.8 寸左右；四神针分别向外平刺；脑三针、颞三针沿皮向下刺；智三针向后平刺；舌三针向舌根方向斜刺；风池以左手在穴位下方行关闭法，右手施热补手法，守气 1 分钟出针；哑门用导气法，直刺 0.5～0.8 寸，不留针；其余各穴常规针刺，采用平补平泻手法。

5. 家庭对策

（1）随时随地要有耐心地与孩子说话，话题尽量与孩子的生活经验或兴趣相结合，尽量与孩子谈生活中、身边能见到的事情。

（2）每天，尽量抽时间给孩子念童话故事，当然需要选择孩子喜欢的童话或故事，对于孩子要求反复讲相同的童话与故事，则应尽量满足。

（3）每天最好有固定的时间训练孩子说话，尽量选择气氛较轻松的时间，以免孩子太紧张，每次时间不一定很长，但应每天都坚持。

（4）不断地扩展儿童的生活范围或经验，可以常常带他（她）去各种公共场所，以增加他（她）的感官体验，孩子没见过的东西是很难理解的，更不用说让他说出来。

（5）应仔细倾听儿童所说的话，不能有丝毫的不耐烦，语言发展迟缓的孩子往往需要鼓足勇气才会说话，因此，不管孩子说什么，怎么难以理解，父母都应表现出极大的兴趣仔细地倾听。

（6）教孩子如何表达自己的想法，与其他小朋友相处。孩子有时可能不知道如何表达自己的想法，因此家长可教给孩子一些实际的交往技巧。

（7）与孩子相处时父母尽量少用手势或表情，要用明确的语言表达自己的要求或观点。

（8）因情绪困扰所造成的语言发育迟缓，父母首先要做的就是改善家庭成员之间的关系，其次才是儿童的语言。

第二十二节 口 吃

【定义】口吃（stuttering）又称结巴，是一种语言节律和流畅性异常的言语障碍。主要表现为言语不自主的发音重复、延长或停顿，通常产生于儿童期。

【判断依据】

1. 在说的词中有 2% 以上的词有"词的一部分"重复，且每次重复两次或多次，重复的速率增加和在词中用轻元音代替元音以及发音紧张。

2. 说的词中 2% 以上延长 1 秒钟以上，突然终止延长并提高音调和响度。

3. 在言语中不自主地间断或迟疑 2 秒钟以上。

4. 言语不流利伴有身体活动、眨眼、唇及下颌颤抖及使劲的姿势。

5. 说话时伴有情绪反应和回避的举止。

6. 用言语作为成绩不好的理由。

7. 在说话场合不同时，言语不流利的频率和严重程度会有所改变。

【发生原因】

1. "人有五脏化五气，以生喜怒悲忧恐"。肝主疏泄，性喜条达，若情志失调，五脏失和，则气机不畅，肝郁气滞而言语不畅；小儿精神紧张，父母要求过严，突然精神刺激，肝气郁结日久而化火，耗伤肝阴，阴不敛阳，易怒急躁，说话急迫，口唇颤抖。

2．小儿为稚阴稚阳之体，脾常不足，肾常虚，另一方面表现为心常有余，肝常有余。小儿心神怯弱、肝气未盛，易感邪从火化。

【调理原则】疏肝理气，清热泻火，镇惊安神。

【调理方法】

1. 推拿调理

补脾经 100 次，清肝经 100 次，清心经 100 次，揉内关、神门 3 分钟，按揉百会 3 分钟，揉心俞、肾俞、肝俞 3 分钟，揉涌泉、太冲 3 分钟，捏脊、擦督脉、擦膀胱经第一侧线 5 分钟。

2. 针灸调理

选用廉泉、内关、合谷等穴针刺。

3. 言语治疗

该法是目前治疗的主流，配合呼吸运动训练及心理矫治法。

4. 中医辨证治疗

（1）肝郁气滞

证候：言语不流畅，性格内向，低头少言，胸憋闷，饮食欠佳，喜叹气，舌淡，苔薄，脉弦。

治法：疏肝解郁理气。

方药：柴胡疏肝散加减（柴胡 6g，芍药 6g，枳壳 5g，川芎 3g，陈皮 3g，香附 6g，炙甘草 1.5g）。

（2）肝郁化火

证候：发音困难，说话急迫，口唇颤抖，面红目赤，易怒急躁，头痛，失眠，口苦，便干，小便黄赤，舌红，苔黄，脉弦数。

治法：清肝泻火，镇惊宁神。

方药：龙胆泻肝汤加减（龙胆草 3g，泽泻 6g，木通 6g，车前子 6g，当归 3g，生地 10g，栀子 6g，黄芩 6g，柴胡 3g）。

（3）心火亢盛

证候：心烦，急躁，有欲喊欲叫的冲动，越是急躁，口吃加重，睡眠欠佳，梦多，伴有心悸，口苦，舌红，苔黄，脉滑数。

治法：清心泻火，重镇安神。

方药：朱砂安神丸加减（生地 10g，黄连 6g，当归 6g，朱砂 0.3g，炙甘草 10g）。

第二十三节　假性近视

【定义】假性近视又称调节性近视或功能性近视。临床表现为视远物模糊，视力低于 5.0（1.0）正常值，经休息调理和使用麻痹剂松弛调节后，视力达到 5.0 正常值者。排除眼部器质性的病变和药物影响造成的近视。

【判断依据】

1. 长时间用眼后其视力小于 1.0。

2. 视力不固定，长时间用眼后其视力会下降，经休息后其视力又会有所恢复。

3. 通过治疗（如通过药物散瞳等方法）后其视力可得到恢复，但停止治疗后其视力又会有所下降。

4. 排除眼部器质性的病变造成的近视。

5. 排除药物和毒物因素所致的近视。

6. 不是脑部疾病继发的近视。

【发生原因】

1. 现代医学认为假性近视多为连续用眼时间过长，或看书光线太强、太暗，或行走看书，或写字看书时坐姿不正确等原因，造成调节和辐辏的频率和时间增加，睫状肌和眼外肌经常处于高度紧张状态，调节作用过度发挥造成睫状肌痉挛，从而引起一时性视力减退。

2. 中医学认为假性近视属"能近怯远"范畴。多因先天禀赋不足，后天发育不良，劳心伤神，使心、脾、肝、肾不足，脏腑功能失调，以致目系失养，功能减退，是其发生发展之本；不注意用眼卫生，过度用眼，目系劳损，经络气血涩滞，目失所养，是其发生发展之标。

【调理原则】补养气血，通经明目。

【调理方法】

1. 推拿调理

揉睛明、揉攒竹、揉天应、揉太阳、揉四白各1分钟，揉翳风2分钟，拿风池5分钟，弹拨天柱骨1分钟，揉丝竹空1分钟，拇指指端按揉养老、光明各2分钟。如肝肾亏虚则加按揉脾俞2分钟、肾俞2分钟，横擦肾俞、命门，透热为度；脾胃虚弱则加指按脾俞、胃俞、中脘各1分钟，点按足三里、三阴交，以酸胀为度；心气不足则加按揉心俞、膈俞各1分钟，点按神门、内关各1分钟，以酸胀为度；如气滞血瘀可加按揉太冲、膈俞等。

2. 加强用眼卫生

（1）坚持做眼保健操，保持良好的用眼卫生习惯，尽量避免长时间看书、看电视、看电脑，还要避免在光线不足的环境下看书。

（2）坚持远眺。当孩子看书、写字、学习1小时之后，要让其抬起头来从窗户向远处眺望，或到室外向尽量远的地方眺望，能看各种花草或树木更好。每次最少眺望10~15分钟，每日3次。

3. 饮食调摄

（1）多选食健脾养胃、补益气血的食物如龙眼肉、山药、胡萝卜、红薯、芋头、菠菜、小米、玉米等；又如动物肝脏、鸡蛋、鸡肉、猪肉、牛肉、鱼类、桑椹、黑豆、红枣、核桃仁、桂圆肉、黑枣等食物。

（2）注意钙质补充。

（3）注意硒的摄入。含硒多的食物有动物肝脏、蛋、鱼、鸡肉、贝类及大豆、蘑菇、芦笋、荠菜、胡萝卜等。

（4）补充铬元素。缺铬会造成视力减退和近视。含铬较多的食物有胚芽米、米糠、苹果皮、红糖、海产品、坚果等。

（5）补充适量锌。视网膜、脉络膜含锌量最高，锌参与视网膜内维生素A还原酶的组成和功能的发挥，该酶与视黄醛的合成有关，而视黄醛又直接影响视力。含锌较多的食物有牡蛎、瘦肉、动物的肝、南瓜子、苹果等。

（6）食疗验方：

①羊肝汤

原料：羊肝 1 副，枸杞子、熟地黄、山萸肉、当归、玄参、丹参、天冬、白芍各 15 克，红参 5 克，

制法与用法：上料洗净，入锅一同煎煮，调味后喝汤食肝。

功效：养肝补血。治疗肝血不足型假性近视。

②龙眼枸杞蒸仔鸡

原料：童子鸡 1 只，龙眼、枸杞子、红枣各 30 克。

制法与用法：童子鸡去内脏后纳入龙眼、枸杞子、红枣，上锅蒸熟，调味食用。

功效：养血健脾，益肝明目。

③核桃枣杞鸡蛋羹

原料：核桃仁（去皮，微炒）300 克，红枣（去核）250 克，枸杞子 150 克，鲜猪肝 200 克，鸡蛋 2 个，糖适量。

制法与用法：将核桃仁、红枣、枸杞与鲜猪肝一同切碎，放瓷盆中加少许水，隔水炖半小时备用。每日取 2~3 汤匙，打入 2 个鸡蛋加糖适量蒸熟即成。

功效：益肾补肝，养血明目。

④牡蛎蘑菇紫菜汤

原料：鲜牡蛎肉 250 克，蘑菇 200 克，紫菜 30 克，生姜、麻油、盐、味精各适量。

制法与用法：先将蘑菇、生姜入锅加水煮沸 15 分钟，再入牡蛎、紫菜，略煮，调入盐、麻油、味精，连汤吃下。

功效：滋肾养肝，补血明目。

第二十四节 多 动 症

【定义】多动症，是指与同龄儿相比显现出活动过多，注意力难以集中，冲动任性，影响学习，而智力水平正常。

【判断依据】

1. 无论任何场合都多动不停，尤其在不该动的场合，如课堂、集会、客人面前，甚至过分恶作剧，富有破坏性，不顾后果。

2. 注意力难以集中，上课不能专心听讲，做事虎头蛇尾，粗心大意，丢三落四。学习成绩差，常听不全老师吩咐，作业常有遗漏、倒置或错误。

3. 做事前不假思索，不考虑后果，全凭冲动行事。情绪不稳定，对一些不愉快的刺激就会作出过分反应。平时要什么非得立即满足，否则吵闹或破坏东西。

4. 除外自闭症、精神发育迟滞、儿童精神分裂症。

【发生原因】

1. 父母体质较差，肾气不足，或妊娠期间孕妇调养失宜等，致使胎儿先不天足，肝肾亏虚，精血不充，脑髓失养，元神失藏。

2. 产伤等外伤可导致患儿气血瘀滞，经脉流行不畅，心肝失养而神魂不宁。

3. 饮食不节，过食辛热、油炸、熏烧之品则心肝火炽；过食肥甘厚味，则湿热痰浊内生；过食生冷则损伤脾胃；病后失养则脏腑损伤，气血亏虚，心神失养、阴阳失调，出现心神不宁、注意力涣散和多动。

4. 小儿为稚阴稚阳之体，肾精未充，肾气未盛。由于生长发育迅速，阴精相对不足，导致阴不制阳，阳胜而多动。小儿年幼，心脾不足，情绪未稳，若教育不当，溺爱过度，放任不羁，所欲不遂，则心神不定，脾意不藏，躁动不安，冲动任性，失忆善忘。

【调理原则】调和阴阳，滋肾宁神，平肝实脾，疏通经脉。

【调理方法】

1. 推拿调理

五心按摩 200 次（按揉百会、双侧劳宫、双侧涌泉），补脾经 100 次，补肾经 100 次，清肝经 200 次。按揉足三里、三阴交、脾俞、肾俞各 100 次。早晚各一次。

2. 针刺疗法

头针：四神冲，头针心肝区，制狂区，额三针，留针 1 小时，捻针 3 次。

体针：开四关，三阴交，神门，通里，足三里，留针半小时。

3. 饮食调理

儿童处于生长发育期，对人体发育、智力发育有促进作用的食物可以适当多予食用，如大豆、豆浆、酸奶、黑糯米、鱼头、猪脑、猪心、黑芝麻、水果、坚果等。对于一些已明确有害的食品，应该尽量避免，如含铅食品爆米花、皮蛋、罐装食品；烧烤类食物；含糖精、色素的食品等。

（1）猪心汤

原料：猪心一个，桂圆 10 克，核桃仁 10 克，柏子仁 10 克，炒黑芝麻 10 克，鲜淮山药 30 克。

制法与用法：上料共放入砂锅内，加水适量，武火煮沸后，文火煮 30 分钟，调味食用。

功效：滋肾健脾，宁心安神。适于各型多动症患儿。

（2）龙眼肉粥

原料：龙眼肉 10 克，合欢花 5 克布包，莲肉 20 克，大米 50 克。

制法与用法：将上四味加水同煮为粥。每日早餐服 1 次。

功效：健脾养心。适用于心脾两虚多动患儿。

（3）牡蛎生地粥

原料：牡蛎壳10个，生地10克，大米50克。

制法与用法：将牡蛎壳煲1小时，取汤，以汤合生地、大米煮粥，每日早餐服1次。

功效：滋阴潜阳。适用于阴虚阳亢患儿。

（4）虾壳汤

原料：虾壳15克，菖蒲10克、远志10克。

制法与用法：共入砂煲中水煎。

功效：化痰开窍。适用于以痰湿闭阻型患儿。

（5）淮枸兔肉汤

原料：兔肉50克，淮山药20克，枸杞子10克，生姜1片。

制法与用法：上料共放入炖盅内，加开水适量，隔水炖2小时，调味食用。

功效：补益脾肾。适于脾肾两虚患儿。

（6）核桃仁五味子茶

原料：核桃仁15克，五味子5克，蜂蜜或冰糖适量。

制法与用法：上料同入锅内加适量清水，文火煎煮45分钟，取汁调入蜂蜜或冰糖适量，代茶饮用。

功效：滋肾益智。适于脾肾两虚患儿。

（7）猪心莲子汤

原料：猪心1个，莲子（不去心）50克，桂圆肉10克。

制法与用法：上料共放砂锅内加清水适量，武火煮沸后，文火煮2小时，调味食用。

功效：健脾清心。适用于脾虚心热患儿。

（8）百合生地鸡蛋汤

原料：鸡蛋1个，百合15克，生地15克，蜂蜜适量。

制法与用法：百合、生地共放砂锅内加清水适量，武火煮沸后，文火煮2小时，放入鸡蛋搅匀，加入蜂蜜。

功效：健脾养心。适用于心脾不足，心神不宁患儿。

4. 音乐疗法

（1）中医五行音乐：心、肝、肾。

（2）古典音乐：①海顿——小夜曲；②莫扎特——弦乐小夜曲第二乐章；③舒伯特——小夜曲；④斯美塔娜——伏尔加瓦河；⑤莫扎特——第八钢琴奏鸣曲之如歌的行板；⑥亨特尔——水上音乐组曲；⑦亨特尔——歌剧"阿尔齐娜"之"进入愉快梦境"；⑧德彪西——梦想。

每次聆听背景音乐 25 分钟。每日 6~8 次。

5. 中医辨证调摄

（1）肝肾阴虚

证候：多动难静，急躁易怒，冲动任性，难以自控；神思涣散，注意力不集中，难以静坐；或有记忆力欠佳、学习成绩低下，或有遗尿、腰酸乏力，或有五心烦热、盗汗、大便秘结，舌质红，舌苔薄，脉细弦。

治法：滋养肝肾，平肝潜阳。

方药：杞菊地黄丸加味（枸杞 6g，菊花 3g，熟地 12g，山萸肉 12g，山药 12g，茯苓 12g，丹皮 9g，泽泻 9g，生龙齿 15g，龟板 15g，生龙骨 15g，生牡蛎 15g，钩藤 6g，蝉蜕 3g，浮小麦 10g，酸枣仁 6g）

（2）心脾两虚

证候：神思涣散，注意力不能集中，神疲乏力，形体消瘦或虚胖，多动而不暴躁，言语冒失，做事有头无尾，睡眠不实，记忆力差，伴自汗盗汗，偏食纳少，面色无华，舌质淡，苔薄白，脉虚弱。

治法：养心安神，健脾益气。

方药：归脾汤合甘麦大枣汤加减（党参 12g，北芪 9g，白术 9g，大枣 3 枚，炙甘草 9g，茯神 9g，远志 9g，酸枣仁 9g，龙眼肉 9g，当归 6g，浮小麦 15g，木香 3g，柏子仁 9g，合欢花 9g，夜交藤 9g）。

（3）痰火内扰

证候：多动多语，烦躁不宁，冲动任性，难以制约，兴趣多变，注意力不集中，胸中烦热，懊恼不眠，纳少口苦，便秘尿赤，舌质红，苔黄腻，脉滑数。

治法：清热泻火，化痰宁心。

方药：黄连温胆汤加减（石菖蒲 9g，黄连 6g，陈皮 6g，半夏 9g，胆南星 3g，竹茹 9g，瓜蒌 6g，枳实 6g，茯苓 9g，钩藤 9g，蝉蜕 6g）。

6. 行为矫正疗法

利用学习原理，在训练中出现合适行为，就给予奖励，以求保持，并继续改进；当不合适行为出现时，就加以漠视，或暂时剥夺一些权利，以表示惩罚。

7. 认识训练

训练患儿自我控制、自我制导、多加思考，提高解决问题的能力。

8. 日常护理

关心体谅患儿，改变单纯惩罚的教育方法，采用综合治疗方法，重视正性强化教育，多理解和鼓励，鼓励患儿多参加有规则的活动，督促完成日常学习任务，按时作息，保证充足的睡眠和合理营养。

第二十五节　儿童学习困难

【定义】指儿童智力水平正常或接近正常，但在听、说、读、写、推理以及计算能力的获得和应用方面存在障碍，理解抽象概念、记忆学习材料等存在困难。

【判断依据】

1. 在阅读或书写或计算中存在某方面学习缺陷；记忆学习材料、理解抽象概念方面存在缺陷。

2. 智力水平正常或接近正常，智力测试表现结构不平衡。

3. 排除多动症、智力低下、自闭症、癫痫、品行障碍、选择性缄默等。

【发生原因】

1. 父母平素体质欠佳，肾气不足，或母亲妊娠期间调摄失宜，因而患儿先天不足，髓海失充，后天脾常不足，心神失养，神机不敏。

2. 喂养不当，过饥过饱，或偏食零食，或过食肥甘厚味，损伤脾胃，脾失健运，气血生化乏源，使心失所养；或学习负担过重，思虑伤心脾，致心脾气虚，记忆力下降；或因家庭因素，或因社会因素，教育不当，使儿童心理受到伤害，影响心脑健康发育。

3. 出生后缺血缺氧，或是外伤致瘀血停积，阻滞脉络，致心神失养，脑髓不充。或脾虚水湿内停，凝聚为痰，阻于心窍，则神机不灵。

【调理原则】健脾益智，滋肾养心。

【调理方法】

1. 推拿调理

按揉百会200次，开天门100次，推坎宫100次，补脾经200次，补肾经200次，揉肾顶200次，平补心经200次，掐十二井9次，按揉内关、足三里、三阴交、脾俞、肾俞各100次。早晚各一次。

2. 针刺疗法

头针：四神聪、额三针、百会，留针一小时，捻针3次。

体针：劳宫、内关、神门、通里、足三里、三阴交、印堂，留针半小时。

3. 饮食调理

对于一些含有健脑益智作用成分的食品，平时可以适当多吃点，如核桃仁、桂圆、荔枝、葡萄、苹果、松子、桑椹、大枣、莲子、芡实、黑糯米、黑芝麻等。对于一些含铝的食品，摄入过多会影响脑细胞，导致记忆力下降，应尽量避免，此类食品如油条、粉丝、凉粉等。

（1）何首乌煮鸡蛋

原料：制首乌 100 克，鸡蛋 2 个。

制法与用法：先将鸡蛋煮熟剥壳备用。将制首乌洗净切片，与煮熟的鸡蛋同入锅加水烧沸后，再文火煮 20 分钟，放入调味品即可。

功效：补益肝肾，养气血，增脑髓。适用于各型学习困难患儿。

（2）芝麻粥

原料：黑芝麻 30 克，大枣 2 枚，龙眼肉 10 克，党参 10 克，莲子肉 15 克，大米 100 克。

制法与用法：先将黑芝麻炒熟后研碎，再与大米、大枣、龙眼肉、党参、莲子肉同煮熟即可。

功效：补脾养心。适用于心脾两虚学习困难患儿。

（3）黄芪核桃粥

原料：黄芪 30 克，核桃仁 30 克，大米 100 克。

制法与用法：将黄芪水煎至沸后半小时，去渣取汁，与核桃仁、大米共煮成粥。

功效：健脾益气补脑。适用于脾虚偏重学习困难患儿。

4. 音乐疗法

（1）中医五行音乐：心、脾、肾。

（2）古典音乐：①莫扎特：第 21 号钢琴协奏曲第一乐章；②莫扎特：第三小提琴协奏曲第一乐章；③莫扎特：嬉游曲；④莫扎特：土耳其进行曲。

每次聆听背景音乐 25 分钟。每日 6 ~ 8 次。

5. 中医辨证调摄

（1）心脾两虚

证候：学习困难，注意力不集中，健忘多梦，反应迟钝，头晕心悸，神疲肢倦，舌淡苔白，脉细而缓。

治法：健脾养心。

方药：归脾丸加减（党参 12g，白术 9g，茯苓 6g，北芪 12g，龙眼肉 6g，远志 6g，当归 6g，大枣 3 枚，木香 3g，酸枣仁 6g，柏子仁 6g，核桃仁 6g）。

（2）痰湿蒙闭

证候：学习困难，头困身重，反应迟钝，纳呆便溏，舌胖大，苔白滑，脉细或濡。

治法：健脾涤痰，醒神开窍。

方药：涤痰汤加减（陈皮 6g，枳实 9g，南星 9g，石菖蒲 12g，远志 6g，益智仁 6g，竹茹 3g，茯苓 9g，半夏 9g，薏苡仁 6g，莲子肉 6g）。

（3）阴虚火旺

证候：学习困难，注意力不集中，夜眠不安，心烦多梦，急躁易怒，任性倔强，纳谷不香，大便不爽，记忆力差，舌尖红，苔少或苔淡黄腻，脉细数。

治法：滋阴降火，宁神定志。

方药：六味地黄丸加减（知母 6g，生地 12g，山萸肉 9g，山药 9g，泽泻 6g，丹皮 6g，茯苓 6g，淡竹叶 6g，酸枣仁 9g，石决明 15g，石菖蒲 12g，生龙齿 15g）。

6. 特殊教育

以矫正缺陷，提高学业水平为目的，重点在于补救某一特殊的发育缺陷，针对主要缺陷的问题，进行矫治训练，包括知觉运动、语言、运动技巧，以及阅读、计算能力等方面的特殊教育。包括操作条件反射法、心理疗法等。

附 少儿常见病的推拿调理

第一节 感 冒

感冒，是少儿感受触冒风邪而引起的一种外感性疾病，又名伤风。临床以发热恶风畏寒、咳嗽流涕、打喷嚏等为主要症状。本病为少儿时期最常见的外感疾病之一，一年四季均可发病，尤以冬春季节较多见。其中，婴幼儿时期发病率较高。

小儿为稚阴稚阳之体，脏腑娇嫩，形气未充，故易受外邪侵袭。又小儿"阳常有余，阴常不足"，故容易化热化燥，耗液伤津，而出现阴虚内热现象。同时，小儿脾胃不健，易停食停奶。且由于神气怯弱，热盛易引动肝风而惊厥。综上所述，小儿易受邪，常夹食、夹惊，此为小儿疾病的重要特点。

钱乙《小儿药证直诀·风论篇》中，首先提出"伤风"之名，并描述了其症状："伤风贪睡，口中气热，呵欠顿闷者，伤风病也。"

【病因病机】

病因主要为感受风、寒、暑、湿或时行疫毒之邪所致。多发生于气候突变、坐卧当风、淋浴之后，皮毛之间猝然受邪或时邪疫毒，相传而发。

病机方面，一般多从皮毛而入。皮毛者，肺之合也。少儿肌肤未丰，腠理空虚，卫外不固，故外邪易侵袭肺卫，卫气开合失司，症见发热、恶寒、无汗等表证。鼻为肺之窍，咽为呼吸之通道，若遇时行之邪，则直从口鼻而入，症见喷嚏、流涕、咳嗽、喉痒等肺卫症。又"邪之所凑，其气必虚"，少儿由于正气虚弱，或肺有宿痰，或胃有宿食，则易发病。无论邪气盛，还是正气虚都可引起本病。

【临床表现】

根据病邪性质、体质强弱、气候差异等因素，临床可分为风寒感冒、风热感冒和兼夹症感冒。

1. 风寒感冒

发热轻，恶寒重，畏寒蜷卧，喜母怀抱，打喷嚏、呵气，鼻塞流清涕，咳嗽咽痒，无汗或汗出不畅，精神困倦，舌质淡红，舌苔厚白，脉浮微紧，指纹淡红。

2. 风热感冒

发热较重，恶寒较轻，有汗而热不退，面红目赤，鼻塞流黄涕，咽喉红肿，呼吸气促，口渴喜饮，烦躁不安，或困倦嗜睡，或咳嗽痰黄黏，舌质红，苔薄黄白，脉浮数，指纹色紫。

3. 夹食

兼见食欲减退，胸腹胀满，手足心热，夜卧不安，或呕吐酸腐，或大便腥臭，有不易消化食物之残渣，舌苔黄厚腻，脉浮数有力。

4. 夹痰

兼见咳嗽痰多，鼻煽气急，喘咳。

5. 夹惊

兼见发热，汗出不畅，面赤目红，烦躁不宁，肉瞤指动，神昏。

【治疗】

1. 风寒感冒

治则：疏风散寒解表。

处方：开天门 40 次、分推坎宫 40 次、揉太阳 2 分钟、揉耳后高骨 2 分钟、推三关 200 次、掐揉二扇门 2 分钟、揉一窝风 1 分钟、拿风池 3 次、拿肩井 3 次。

方义：开天门，分推坎宫，揉太阳，揉耳后高骨，疏风解表，止头痛；推三关，掐揉二扇门，拿风池，拿肩井，揉一窝风，疏风散寒，发汗解表。全方疏风散寒，解表证。

2. 风热感冒

治则：清热解表。

处方：开天门 30 次、分推坎宫 30 次、运太阳 2 分钟、清天河水 100 次、揉小天心 1 分钟、清肺经 100 次、退六腑 30 次、捏脊 5 次。

方义：方中开天门、分推坎宫、运太阳共解表邪；清天河水，清热解表；揉小天心，清热邪；若热势高，清肺经，退六腑以清肺热，顺气止咳；捏脊扶助正气，健脾胃，以达到祛邪的目的。

加减法：

（1）夹食

处方：揉板门 5 分钟、运内八卦 2 分钟、推四横纹 100 次、分腹阴阳 30 次。

方义：方中揉板门健脾胃；运内八卦理气利膈，除滞消食；推四横纹调中气，消胀满；分腹阴阳健脾和胃。全方消食满，健脾胃。

（2）夹痰

处方：清肺经 200 次、揉膻中 2 分钟、揉肺俞 2 分钟、分推肩胛骨 50 次。

方义：方中清肺经能宣肺清热，化痰止咳；揉膻中可以理气宽胸；揉肺俞、分推肩胛骨，则调肺气以扶正祛邪。

（3）夹惊

处方：揉小天心 5 分钟、清肝经 100 次、补肾经 100 次、揉二马 3 分钟。

方义：方中揉小天心、清肝经能镇惊安神；揉二马、补肾经可滋阴补肾。

【预防与护理】

1. 平时加强小儿户外活动，多见阳光，增强体质，提高抵抗力。

2. 注意气候变化，及时加减衣服，防止外邪侵袭。

3. 在感冒流行期间，避免外出或到公共场所，以防传染。

4. 生活规律，起居有常，饮食有节，夜卧早起，免受着凉。

5. 食醋熏蒸室内：食醋 $2 \sim 5ml/m^3$，加水稀释 $1 \sim 2$ 倍，然后置容器内加热熏至全部气化为止。每天 1 次，连续数天。

6. 药物预防：银花 $9 \sim 15g$，连翘 $9 \sim 15g$，贯众 $9 \sim 15g$，水煎服，按年龄大小酌量分服。

第二节 发 热

发热，是以少儿体温异常升高为主的一种常见病症。临床以发热、咳嗽、不思饮食，或午后潮热、盗汗为特征。发热，可见于多种疾病。因小儿肤薄神怯，热邪最易扰乱神明，故本病变化迅速，临证时须谨慎审势。

【病因病机】

1. 外感发热

由于小儿肺气虚，卫外力差，藩篱疏薄，故当气候骤变，起居失常或看护不周时，外邪就易乘虚侵入肌表，腠理闭塞，卫外之阳郁遏，导致发热。

2. 肺胃实热

多由外感失治，表邪入里或乳食内伤，肺胃壅滞，郁而化热，郁热熏蒸于肌肤，而引起发热。

3. 阴虚内热

小儿先天阴常不足，阳常有余。若热邪久而不去，耗伤津液或后天气血虚弱，阴液不足，或久病，气阴两伤，都可导致阴虚内热之候。

【临床表现】

1. 外感发热

风寒者，恶寒重，发热轻，无汗头痛，鼻塞流清涕，苔薄白，指纹淡红；风热者，发热重，恶风，微汗出，口干，咽痛，鼻塞流黄涕，苔薄黄，指纹淡紫。

2. 肺胃实热

高热，面赤，烦躁气促，不思饮食，渴而欲饮，便秘，小便短赤，舌红苔燥，指纹深紫。

3. 阴虚内热

午后潮热，手足心热，盗汗或自汗，形体瘦削，舌红少苔，指纹淡紫。

【治疗】

1. 外感发热

治则：清热解表，发散外邪。

处方：开天门40次、推坎宫40次、揉太阳2分钟、揉耳后高骨2分钟、拿风池4次、清肺经100次、揉肺俞1分钟。

方义：方中开天门、推坎宫、揉太阳、揉耳后高骨为小儿外感病常用四大手法，疏风解表，止头痛，散邪外出；拿风池能发汗解表，散风寒；清肺经能宣肺清热；揉肺俞能扶正解表。

加减：风寒者加推上三关200次、掐揉二扇门2分钟；风热者加清天河水50次、揉小天心1分钟、捏脊5次；鼻塞加揉迎香2分钟；咳嗽加推揉膻中3分钟、逆运内八卦50次。

2. 肺胃实热

治则：清泻里热，理气消滞。

处方：清大肠24次、清天河水24次、退六腑24次、逆运内八卦30次、揉板门5分钟、摩腹3分钟。

方义：方中清大肠能清理肠胃实热，导积滞；清天河水、退六腑能清热除烦；揉板门、逆运内八卦能理气消滞；摩腹能健脾消食导滞。

加减：咳嗽痰多者加运内八卦、推膻中、揉肺俞、揉丰隆；脘腹胀满或不思饮食者加分推腹阴阳、揉中脘；烦躁不安、睡卧不宁、惊惕不安者加清肝经。

3. 阴虚内热

治则：滋阴清热。

处方：补肾经300次、清天河水24次、揉足三里2分钟、揉二马3分钟、补脾经60次、补肺经50次、运内劳宫2分钟、推涌泉3分钟。

方义：补脾经、补肺经、补肾经可健脾补肺益肾，以摄虚阴；清天河水、运内劳宫、揉二马可清虚热；推涌泉可引火归元；按揉足三里使脾胃得健，气血有生。全方配伍滋阴清热。

加减：烦躁不眠加清肝经50次、清心经30次、捣揉小天心3~5分钟；自汗盗汗者加揉肾顶2分钟。

【预防与护理】

1. 加强户外活动，提高机体的抵抗力。

2. 慎衣食、谨调护，防止六淫侵袭。

3. 乳食有节，以免损伤脾胃。

4. 定期到医院注射疫苗，对于预防传染病有重要意义。

5. 凡大病后，必须注意饮食营养与药物调理，以免内伤津液，气血亏损。

6. 小儿神昏者，宜急解开衣领放置阴凉处，灌以凉开水，用冷毛巾湿敷额部和大血管处。

7. 发热高且不退，1 日可推拿 3 ~ 5 次。

第三节　咳　嗽

咳嗽，是以咳嗽为主症的一种疾病。有声无痰谓之咳；有痰无声谓之嗽；有声有痰谓之咳嗽。一般难以区分，故咳嗽并称。临床以咳嗽、鼻塞、流涕或痰多，或干咳无痰为主要特征。本病以外感者多见。一年四季均可发病，尤见于冬春季节，一般预后良好。

《幼幼集成》载："因痰而嗽者痰为主，其病在脾，故以治脾为主；因咳而动痰者，咳为重，其病在肺，故以治肺。"这样，就从病因、病机、病位，把内伤咳嗽与外感咳嗽区别开来。对临床有重要的指导意义。肺为娇脏，不耐寒热，加之小儿肤薄神怯，卫外力差，易为外邪所侵，若失治，又易入里损伤正气，则病见难愈。故万全在《育婴家秘》中说："娇脏遭伤不易愈。"临床不可不慎。

【病因病机】

1. 外感咳嗽

肺为五脏之华盖，其位最高，邪气外侵，首先犯肺。外束于肌表，内伤于肺卫，肺气失于宣肃，则肺气壅遏，清肃失职，而发为咳嗽。

2. 内伤咳嗽

外感失治，伤及肺脏，肺失通达，津停凝痰，气逆而咳；或乳食不适，脾失健运，痰湿内生，上输于肺，影响肺气，而为咳嗽。若久病体虚或平素体弱，以致肺脏虚损，耗气伤津，肃降无权，气逆而咳。

【临床表现】

1. 外感咳嗽

咳嗽有痰，鼻塞，流涕，恶心，苔薄，脉浮，指纹淡。若为风寒，则痰清稀色白，恶寒重，无汗，苔薄白，指纹淡红；若为风热，则痰黄稠，稍怕冷而汗微出，发热，口渴，咽痛，苔薄黄，指纹淡紫。

2. 内伤咳嗽

干咳少痰，或咳嗽痰多，胸闷不舒，食欲不振，神疲乏力，形体消瘦，舌苔厚腻，指纹沉滞。

【治疗】

1. 外感咳嗽

治则：疏风解表，宜肺止咳。

处方：开天门、推坎宫、运太阳、揉耳后高骨各 30 次，揉一窝风 3 分钟、清肺经 100 次、逆运内八卦 2 分钟、推揉膻中 30 次、揉肺俞 1 分钟、分推肩胛骨 30 次。

方义：方中开天门、推坎宫、运太阳、揉耳后高骨能疏风解表；揉一窝风疏风散寒，宣通表里；清肺经可清肺热；逆运内八卦、推揉膻中，理气化痰止咳；揉肺俞、分推肩胛骨，调肺气，补肺虚而止咳。

加减：风寒咳嗽加推三关 50 次、掐揉二扇门 2 分钟；风热咳嗽加清天河水 50 次；若肺部有干湿啰音，加推小横纹 30 次、掐揉掌小横纹 2 分钟。

2. 内伤咳嗽

治则：健脾益肺，止咳化痰。

处方：补脾经 100 次、逆运内八卦 30 次、推四横纹 30 次、推揉膻中 50 次、揉乳旁 50 次、揉肺俞 100 次、按揉足三里 3 分钟。

方义：方中补脾经、按揉足三里健脾化痰止咳；逆运内八卦、推揉膻中、揉乳旁宽胸理气，化痰止咳；推四横纹调气血，散瘀结；揉肺俞可补肺气。

加减：久咳体虚咳促者加补肾经 50 次、推三关 50 次、捏脊 6 次；阴虚咳嗽加揉二马 5 分钟、补肾经 100 次；痰吐不利加揉丰隆 50 次、揉天突 1 分钟。

【预防与护理】

1. 小儿咳嗽，以外感风邪为多。故平时宜衣着适当，慎避风邪，免致外邪内入而致咳嗽。

2. 宜少吃辛辣、香燥、炙煿、生冷之食，肥甘厚腻亦不宜过度，免致内伤脾胃而生痰，引起咳嗽。

3. 若为外感咳嗽，或外感未解之前，均须忌油腻荤腥和鸡、蛋、鱼类，以免滞肺留邪，而病势难愈。

4. 咳嗽期间，戒酸味或过咸的食物，以免造成病哮之后患。

5. 保持室内空气流通，避免煤气、尘烟、油腥等刺激，加重病情。

第四节 哮 喘

哮喘，是一种发作性痰鸣气喘疾患。临床以发作时喉间有水鸡声、呼吸困难、气促，甚者张口抬肩，难以平卧为特征。西医的支气管哮喘和喘息性支气管炎与本病相似，可作参考。

本病多于冬春秋节发病。且病因复杂，素体不足、痰伏肺窍、情绪波动、食物或接触其他物皆可发病。一般随着年龄的不断增长，小儿逐渐发育完善，发作的机会也会日益减少，以后最终缓解。若成年仍频发作，则成为终身疾患。不过此种情况几率很小，一般预后良好。

张仲景在《金匮要略》一书中，有"咳而上气，喉中水鸡声，射干麻黄汤主之"的记述，实际上就是指小儿哮喘，为后世留下了宝贵财富。

《幼科释迷》中，已注意到饮食与哮证的关系，这对于哮喘病因的认识是一个大的进步。他说："大多幼稚多吃酸咸，渗透气脘，一遇风寒窒塞道路，气息喘促，故多发于冬春。"

【病因病机】

本病主因为"痰"，可因外感六淫、内伤饮食、情志抑郁，或气候突变，吸入粉尘等诱因而发病。

秦景明《症因脉治》说："哮喘之因，痰饮留伏，结为窠臼，潜伏于内，偶有七情之犯，饮食之伤，或外有时令之风寒，束其肌表，则哮喘之症作矣。"此对哮喘的病因和诱因论述颇详。

哮喘的发作还与肺、脾、肾三脏密切相关。小儿肺脏娇嫩，脾常不足，肾常虚。"邪之所凑，其气必虚"，若三脏不足，营卫虚衰，则易发病。正如《临证指南医案》所说："喘哮之急，原由寒入肺俞，痰凝胃络而起。久发不已，肺虚必及于肾，肾虚及脾，脾虚生痰。此若触风寒，喘即举发。"明确指出三脏功能失调在哮喘发病中的重要作用。又脾为生痰之源，肺为贮痰之器，肾主人身津液，若三脏失调，则易生痰，这与"伏痰"有直接关系。

病机为痰饮久伏，若遇诱因则痰随气动，气因痰阻，相互搏击，阻塞气道，致其狭窄，升降不利，气病相引，搏击喉间，则表现为呼吸困难，气促喘息，喉间哮鸣。

【临床表现】

哮喘发作前，常有打喷嚏、胸部闷塞等前驱症状。但也有突然发作者，发作时咽喉梗塞，呼吸困难，咳痰不利，喉中哮鸣音，声若拽锯或如水鸡声，一般持续几分钟即可缓解。若见面色苍白，烦躁不安，不能平卧，唇甲青紫，额出冷汗，持续十几小时或数天，同时伴颈静脉怒张，称为哮喘持续状态。此为哮喘重症，临症时要积极治疗。

发作缓解时，咯出大量泡沫性黏稠痰液，然后缓解。

【治疗】

治则：降气化痰，平喘。

处方：清肺经200次、揉天突20次、推揉膻中50次、搓摩胁肋2分钟、揉肺俞2分钟、分推肩胛骨100次、拿肩井5次。

方义：方中清肺经宣肺清热，化痰止咳；揉天突理气化痰，降逆平喘；推揉膻中、搓摩胁肋，宽胸理气化痰；揉肺俞、分推肩胛骨补肺气，使肺气有升降；拿肩井疏通气血。

加减：

（1）伴有吐痰清稀、色白多沫、形寒无汗、小便清长等寒症，加推上三关200次、揉外劳宫2分钟。

（2）伴有痰稠色黄、发热面红、烦躁不安、渴喜冷饮、小便黄赤、大便干燥等热症，加清大肠100次、退六腑50次、揉大椎50次、推脊30次。

（3）伴有面青唇紫、口不渴、倦怠乏力、食少纳呆、头汗涔涔、四肢欠温等阳虚症状者，加补脾经200次、补肾经200次、推三关50次、揉丹田2分钟。

哮喘间歇期用具有保健作用的常规治疗方法：补脾经200次、补肺经50次、补肾经200次、揉肺俞30次、分推膻中1分钟、摩中脘3分钟、揉丹田2分钟、按揉足三里60次、捏脊5次、拿肩井5次。

【预防与护理】

1. 进行适量的体育锻炼和户外活动，多接触新鲜空气和阳光，以增强体质，减少发作。

2. 避免受冻，防止感冒。在气候较冷之时，注意保暖，及时加减衣服，尤须注意颈部的保暖。

3. 防止吸入烟尘和刺激性气体。

4. 平素体弱者，可服玉屏风散，以防止感冒。

5. 饮食起居要有节制，不宜过饱，勿食过甜过咸及生冷之食，发作时饮食宜清淡易消化，可少量多次食用。

6. 小儿哮喘的发作与肺脾肾三脏密切相关，故可在平时服补肺、健脾、益肾、扶正之品。

7. 发作时应保持安静，尽量减少病人的紧张心情，保持室内空气的新鲜。

第五节　腹　泻

腹泻，是由外感六淫，内伤乳食，损伤脾胃，导致脾胃运化失常的一种消化道疾病。临床以大便稀薄、便次增多，甚至如水样为其特征。本病一年四季均可发生，尤以夏秋季为多。若治疗不及时，迁延日久不愈，则将影响小儿的营养、生长和发育。若病情严重，可致气液耗损，阴竭阳脱的危症，临床须重视。

本病的主要病理变化为脾胃失调。《医宗必读》认为："脾之强者，自能胜湿，无湿则不泄。故曰湿多成五泄。若土虚不能制湿，则风寒与热，皆得干之为病。"脾主运化，胃主受纳；脾主升清，胃主降浊。若脾胃功能失调，则运化失常，清浊不分，而产生泄泻。

泄泻在《内经》中已有较详细的论述，并有"飧泄"、"濡泄"、"溏泄"、"洞泄"、"滑泄"等名，指出感受风、寒、暑、湿、热邪和饮食、起居不时等因素，均可导致本病。在病机方面，指出清浊不分，阴阳失调，是其病理变化。在治则上，明确提出"先病而后泄者治其本，先泄而后生他病者治其本"。《内经》在病因、病机、治则等方面的论述，为后世提供了基本的资料。

《医宗金鉴·幼科心法》用歌诀的方式简明扼要地总结了泄泻的病因和治法："小儿泄泻须认清，伤乳停食冷热惊，脏寒脾虚飧水泻，分清温补治宜精。"

新生儿在出生后最初的三天内，其排出的粪便较黏稠，呈深绿色，一般无臭味，被称之为"胎便"。母乳喂养的婴儿其粪便多为黄色，状如软性黄油；有的婴儿粪便稀薄而微带绿色，有酸性气味。其正常者，每日大便为 1～4 次。母乳喂养的婴儿如果一日内排便超过 4 次，而一般情况好，体重也在增加，则不视为病态。牛乳喂养的婴儿其粪便为淡黄色，有时为土灰色，大便比较坚硬，略有腐臭味，其正常者每日大便 1～2 次。

婴儿摄入的食物中，若碳水化合物的比例很高时，则婴儿的大便次数会增多，且大便可能较稀，一般也不视为病态。

【病因病机】

1. 感受外邪

夏秋季节，暑湿行令，最易发病。《素问·至真要大论》说："暴注下迫，皆属于热。"夏暑之时，多夹湿邪，湿热困脾，则运化失常，升降失司，清浊不分而为泄泻。冬春季节，风寒之时，《灵枢·百病始生》篇说："多寒则肠鸣飧泄食不化。"《素问·生气通天论》说："春伤于风，邪气留连，乃为洞泻。"风寒之邪，直中脏腑，阳气受遏，运化无权而致泄泻。

2. 内伤乳食

小儿脾常不足，运化尚未完善，而生长发育迅速。若喂养不当，次数无度或过食生冷瓜果，肥甘厚腻等不化食物，则伤及脾胃，而致泄泻。《素问·痹论》说："饮食自倍，脾胃乃伤。"若为乳儿，过早添加辅食，或人工喂养，乳汁不洁，皆可导致泄泻。

3. 脾胃虚弱

禀赋不足，或久病不愈，或服寒凉之品，皆可致脾弱，运化无常，水谷不能化精微，则并走于下而为泄泻。《素问·藏气法时论》说："脾病者，虚则腹满肠鸣，飧泄食不化。"

【临床表现】

1. 湿热泻

腹痛即泻，泻下急迫，色黄褐热臭，便次多，肛门灼热而红肿，尿少，色黄，口渴，舌苔黄腻，脉濡数，指纹色紫。

2. 寒湿泻

肠鸣腹胀，时有疼痛，大便清稀多沫，臭气不甚或带腥味，肛门不热不红，舌苔白腻，脉濡，指纹色红。

3. 伤食泻

腹痛胀满，泻前小儿哭闹，泻后痛减，大便量多酸臭如败卵，嗳气纳呆，或伴呕吐酸馊，苔厚腻或垢腻，脉滑。

4. 脾虚泻

病程较长，反复发作，时发时止，多见于食后即泻，尤其进食油腻之物之后。常有食欲不振，面色萎黄，神疲倦怠，舌淡苔薄，脉濡细，指纹色淡。若损及肾阳，则泻下频作，粪质清稀，完谷不化，或有脱肛，面色㿠白，四肢厥冷，睡时露睛，舌淡苔白。

【治疗】

1. 湿热泻

治则：清热利湿，调中止泻。

处方：清脾、胃经各100次、清大肠100次、退六腑30次、清小肠50次、揉天枢2分钟、揉龟尾2分钟、清天河水50次、按揉足三里2分钟。

方义：方中清脾、胃经、清大肠、清小肠能清热利湿止泻；清天河水、退六腑能清热泻火止泻；揉天枢、揉龟尾可调理大肠；按揉足三里健脾胃。

2. 寒湿泻

治则：温中散寒，化湿止泻。

处方：补脾经100次、推三关100次、补大肠50次、揉外劳宫30次、逆摩腹3分钟、推上七节骨100次、揉龟尾2分钟、按揉足三里2分钟。

方义：补脾经健脾化湿；补大肠温中止泻；推三关补气行气，温阳散寒；揉外劳宫温中散寒；逆摩腹、推上七节骨、揉龟尾调理肠胃气机而止泻；按揉足三里健脾胃，助运化。

3. 伤食泻

治则：消食导滞，和中健脾。

处方：清补脾经 100 次、清大肠 50 次、揉板门 5 分钟、逆运内八卦 50 次、揉中脘 2 分钟、揉天枢 2 分钟、顺摩腹 2 分钟、揉龟尾 3 分钟。

方义：方中清补脾经健脾消食；清大肠清热导滞；揉板门、逆运内八卦、揉中脘消食导滞；揉天枢、顺摩腹、揉龟尾调气行气导滞。

4. 脾虚泻

治则：健脾益气，温阳止泻。

处方：补脾、胃经各 100 次、补大肠 200 次、揉板门 5 分钟、推三关 100 次、逆摩腹 50 次、推上七节骨 100 次、揉龟尾 3 分钟、捏脊 3 次。

方义：方中补脾、胃经、揉板门健脾胃，运水谷；补大肠涩肠固脱，温中止泻；推三关补气行气，温中阳；逆摩腹、推上七节骨、揉龟尾涩肠止泻；捏脊能调中止泻。

加减：损及肾阳加补肾经 100 次、揉外劳宫 3 分钟；久泻不止加按摩百会 2 分钟；腹胀者加分腹阴阳 50 次、逆运内八卦 100 次。

【预防与护理】

1. 预防

（1）节制乳食。周岁以内提倡母乳喂养；添加辅食不宜太快，品种不宜太多，变换不宜过频，禁止多食脂肪及生硬食物。

（2）调寒温。适时增减衣服，避免在过热或过凉环境中活动、久坐湿地，室内空气宜常流通。

（3）注意饮食卫生，勿吃污染变质的食物。

（4）婴儿断乳时，最不适宜在炎热的夏季，若乳不足适当辅以人工喂养，待秋凉后，再行断乳。

（5）起居有节。避免小儿腹部受凉。

（6）本病应及早发现、及早治疗，迁延日久可影响儿童的营养、生长、发育；严重时可脱水，发生酸中毒，甚至危及生命。

2. 护理

（1）控制饮食为重要环节。轻者减少饮食，若为母乳喂养，应缩短喂奶时间，延长间隔时间。重者，先禁食 8～12 小时，随着病情好转渐给予少量母乳或米汤等易消化之食物。在禁食期间应注意液体之补给。另在初愈时，仍应调摄饮食，以免复发。

（2）脾虚、阳虚泄泻患儿，如身凉肢冷面青者，应注意保暖，特别下肢保暖。

（3）每天注意患儿大小便次数及颜色、性状、气味的变化，以及有无出现腹痛、腹胀等症状。

（4）保持患儿清洁，勤换尿布，每次大便后，用温水冲洗臀部，揩干后扑上松花粉或滑石粉，以防止皮炎，糜烂部分在空气中暴露，使局都干燥，然后涂麻油调青黛或用2%龙胆紫溶液。

第六节 呕 吐

呕吐，是指乳食从口中吐出为主症的一种儿科常见症。小儿吮乳过多，胃满而溢，此为溢乳，不作为病症。本病以婴幼儿多见，若长期不愈，则损伤胃气，耗伤津液，气血亏虚。呕吐一症，早有记载。《素问·举痛论》云："寒气客于胃肠，厥逆上出，故痛而呕也。"

本病总的病机为胃气上逆。故李东垣说："夫呕吐哕者，皆属于胃，胃者总司也。"

【病因病机】

小儿呕吐的原因很多，但总不出外感六淫之邪和内伤乳食。陈复正《幼幼集成》说："盖小儿呕吐，有寒有热有伤食，然寒吐热吐，未有不因于饮食者，其病总属于胃。"

胃以降为和，若外感、内伤则影响胃气和降，上逆则为呕吐。

【临床表现】

1. 胃寒呕吐

饮食稍多即吐，时作时止，时轻时重，吐物不化，或为黄稀黏液，无酸腐气味，面色苍白，四肢欠温，腹痛喜暖，大便溏薄，舌淡苔薄白，指纹淡红。

2. 胃热呕吐

食入即吐，吐物酸臭，口渴唇干，烦躁不安，大便臭秽或秘结，小便黄赤，舌红苔黄，指纹紫。

3. 伤食呕吐

呕吐频繁，吐物酸臭，伴有未消化之乳块或食物残渣，嗳腐厌食，矢气恶臭，肚腹胀痛，舌苔厚腻，指纹滞。

【治疗】

1. 胃寒呕吐

治则：温中散寒，和胃降逆。

处方：补脾经200次、横纹推向板门200次、揉外劳宫2分钟、推三关50次、推天柱骨50次、揉中脘3分钟。

方义：方中补脾经健脾和胃；横纹推向板门止呕；揉外劳宫、推三关温阳散寒；推天柱骨降逆止呕；揉中脘和胃止呕。

2. 胃热呕吐

治则：清热和胃，降逆止呕。

处方：清脾经100次、清大肠100次、退六腑60次、横纹推向板门200次、推天柱骨50次、推下七节骨40次。

方义：方中清脾经清热止呕；清大肠清热导滞，使胃气得降；退六腑清胃热；横纹推向板门、推天柱骨降逆止呕；推下七节骨导滞止呕。

3. 伤食呕吐

治则：消食导滞，和胃降逆。

处方：清补脾胃经200次、揉板门5分钟、清大肠200次、逆运内八卦50次、揉中脘50次、横纹推向板门100次、推天柱骨50次、分腹阴阳50次、按揉足三里3分钟。

方义：清补脾胃经、揉板门健脾胃，消食积；清大肠消导积滞；逆运内八卦理气消食；揉中脘健脾消食；横纹推向板门、推天柱骨降逆止呕；分腹阴阳调理中焦之气；按揉足三里健脾消食止呕。

【预防与护理】

1. 哺乳不宜过急，哺后应扶正身体，轻拍背部，使吸入胃内的空气得以排出。

2. 乳贵有时，食贵有节。节制乳食，定时定量，不宜太饱，不宜过食煎炒、炙煿、肥腻不易消化之食，及瓜果、冷饮等。

3. 避免外邪、风冷之气入腹。

4. 给药时药液温度应适度，一般热证凉服，寒证宜温服。若病重呕吐剧烈时，又须热证热服，寒证寒服。

5. 服药宜缓，可采用少量多次服用，或先服一口休息片刻，不见呕吐再服一口。不宜整杯整碗灌服。

第七节 疳 积

疳积是疳证和积滞的总称。是由于脾胃虚损，出现肌肉消瘦，津液枯竭，内生积热，消耗气血等一系列慢性消耗性疾病。疳证是指由于喂养不当，脾胃受伤，影响生长发育的病证，相当于营养障碍的慢性疾病。积滞是由乳食内积，脾胃受损而引起的肠胃疾病，古人有"无积不成疳"、"积为疳之母"的说法。临床以腹泻或便秘、呕吐、腹胀、面黄肌瘦、肚大坚硬、青筋暴露、皮毛憔悴、目无精光为特征。

对于疳证的"疳"有两种解释：其一，"疳"就是"甘"，这是因为本病起先多是由于过食甘味而致。这是从某个侧面，对本病的起始原因加以概括。其二，"疳"有"干"的含义，这是因为本病会出现消瘦、干瘪、气血津液不足等临床表现。

王肯堂《证治准绳》说："大抵疳之为病，皆因过餐饮食，于脾家一脏，有积不治，传之余脏，而成五疳之疾。若脾家病去，则余脏皆安。苟失其治，日久必有传变。"指出疳积主要是由于脾胃虚损，久病失治而成。若积极治疗，则预后较好；若失治则可影响其他脏腑。

本病与西医小儿营养不良极为相似，可作参考。

【病因病机】

1. 积滞伤脾

过食肥甘生冷之品，或偏食挑食，以致脾胃受损运化失职，外不能养筋脉，内不能滋脏腑，日久则成疳积之证。

2. 气血亏虚

素体虚弱，或久病失调，或偏食，则中焦不能运化腐熟乳食，致乳食停滞，壅聚中洲，气血生化乏源，日久气血两亏，形成本病。

【临床表现】

1. 积滞伤脾

形体消瘦，腹膨胀满纳呆，精神不振，夜卧不宁，大便不调，常有恶臭，手足心热，舌苔厚腻。

2. 气血亏虚

骨瘦如柴，面色㿠白，毛发枯黄，精神萎靡，睡卧不安，啼声低弱，四肢不温，指纹色淡。

【治疗】

1. 积滞伤脾

治则：消积导滞，调理脾胃。

处方：补脾经 200 次、揉板门 5 分钟、推四横纹 200 次、逆运内八卦 50 次、揉中脘 3 分钟、分腹阴阳 50 次、揉天枢 2 分钟、按揉足三里 3 分钟。

方义：方中补脾经健脾消食；揉板门和胃化滞；推四横纹调中行气，消胀满；逆运内八卦理气除滞消食；揉中脘、分腹阴阳健脾和胃消滞；揉天枢疏调大肠，理气导滞；按揉足三里健脾胃。

2. 气血亏虚

治则：温中健脾，补益气血。

处方：补脾经 200 次、推三关 50 次、揉外劳宫 4 分钟、逆运内八卦 50 次、掐四横纹 5 次、推四横纹 200 次、揉中脘 3 分钟、摩腹 3 分钟、捏脊 7 次、按揉足三里 5

分钟。

方义：方中补脾经健脾胃，补气血；推三关、揉外劳宫温阳健脾；逆运内八卦理气健脾；掐推四横纹调中理气；揉中脘、摩腹调理脾胃；捏脊为治疗疳积之要法，起到健脾胃、益气和血之作用；按揉足三里健脾消疳。

加减：烦躁不安者加清肝经50次、揉小天心2分钟；口舌发疮者加清小肠100次；便溏者加推上七节骨50次、揉龟尾3分钟；便秘者，加清大肠100次、推下七节骨50次、揉龟尾3分钟；五心烦热盗汗者，减推三关、揉外劳宫，加补肾经100次、揉二马3分钟、清肝经50次。

【预防与护理】

1. 注意饮食调节，喂食采取定时定量，食物选择易于消化和有营养的品种。掌握小儿的正常饮食规律，随年龄的递增，注意其数量的供给。不可过饥过饱和恣食生冷肥甘。断乳前后，逐渐增加各种辅食。

2. 注意饮食卫生，切实预防各种肠道传染病和寄生虫病的发生。

3. 对于婴儿，提倡母乳喂养。

第八节　腹　痛

腹痛是指胃脘以下，耻骨联合以上的部位发生疼痛的一种疾病。

本病为小儿常见之症，可伴发于多种疾病。预后一般较好。若属外科急腹症者，需立即送往医院，紧急处理。临证一定详细诊断，以免贻误时机。

巢元方《诸病源候论·小儿杂病诸候》说："心腹痛者，肠胃宿食夹冷，又为寒气所加，前后冷气重沓，与脏气相搏，随气上下冲击心腹之间，故令心腹痛也。"提出胃中宿食，寒邪外袭可引起腹痛。钱乙《小儿药证直诀》中将腹痛分为积痛、虫痛、虚实痛三种。

【病因病机】

1. 感受寒邪

由于护理不当，或气候突变，风寒之邪侵入腹部，寒为阴邪，主收引，凝而不散，搏结于肠间，以致气机阻滞，不通则痛。

2. 脾胃虚寒

素体阳虚或久病虚弱以致脾阳不振，运化失司，寒湿滞留，气机不畅而引起腹痛。

3. 乳食积滞

由于乳食不节，恣食生冷之品，停滞中焦，气机受阻，以致腹痛。《医宗金鉴·幼科心法要诀》说："乳贵有时，食贵有节。"如乳食不节，或饱食强食，或临卧多食，或乳食杂进，食停中焦，气滞不行而致腹痛。

4. 虫积腹痛

小儿饮食不洁，吃带有虫卵的瓜果，而生虫病。虫居肠中，夺取小儿营养，使之身体虚弱。若虫动不安，或入胆管，或扭结成团，就可导致绕脐痛或剧烈腹痛。

【临床表现】

1. 感受寒邪

腹痛突发急剧，哭叫不安，遇冷痛甚，得温则舒，口不渴，或喜热饮，面色青白，甚者唇舌紫暗，四肢发凉，小便清长，大便清稀，舌淡苔白，指纹色红。

2. 脾胃虚寒

腹痛隐隐，时作时止，喜温喜按，面色萎黄，神疲乏力，形体消瘦，食欲不振，时有腹泻，舌淡苔白，指纹色淡。

3. 乳食积滞

腹部胀满，疼痛拒按，嗳腐吞酸，恶心呕吐，矢气恶臭，痛则欲便，便后痛减，舌苔厚腻，脉滑，指纹沉滞。

4. 虫积腹痛

常喜异食，面黄肌瘦，以脐周痛甚，喜揉喜按，时作时止，夜卧不安，有便虫史，大便化验可见虫卵。

【治疗】

1. 感受寒邪

治则：温中散寒，理气止痛。

处方：推三关50次、揉外劳宫2分钟、揉一窝风2分钟、摩腹30次、拿肚角7次、按揉足三里2分钟。

方义：推三关、揉外劳宫温阳散寒；揉一窝风温中行气止痛；摩腹健脾和胃；拿肚角为治疗小儿腹痛之要法，适用于各种原因引起的腹痛，特别是对寒痛、伤食痛有良效；按揉足三里健脾益气。

2. 脾胃虚寒

治则：温补脾胃，益气止痛。

处方：补脾经100次、补肾经100次、推三关50次、揉外劳宫3分钟、揉中脘2分钟、揉脐2分钟、按揉足三里2分钟。

方义：方中补脾经，补脾益胃；补肾经，温养下元，扶助正气；推三关、揉外劳宫，温阳散寒；揉中脘、揉脐，调理肠胃气机；按揉足三里，健脾益气止痛。

3. 乳食积滞

治则：消食导滞，和中止痛。

处方：清补脾经100次、清大肠100次、揉板门5分钟、逆运内八卦30次、分腹阴阳 24 次、揉天枢 2 分钟、拿肚角 3 次、按揉足三里 20 次。

方义：方中清补脾经，健脾消食；清大肠，利湿导滞；揉板门，健脾和胃消食；逆运内八卦，理气消滞；分腹阴阳、揉天枢，调理气机，消食导滞；拿肚角，止腹痛；按揉足三里，健脾益气消食。

4. 虫积腹痛

治则：温中行气，安蛔止痛。

处方：揉一窝风 2 分钟、揉外劳宫 2 分钟、推三关 50 次、揉脐 2 分钟、拿肚角 10 次、摩腹 50 次。

方义：方中揉一窝风、揉外劳宫、推三关，温阳散寒，行气止痛；揉脐、摩腹，调气机以安蛔；拿肚角止腹痛。

【预防与护理】

1. 避免感受风寒，特别是腹部要保持温暖，以免中寒。

2. 注意饮食卫生，不宜过食瓜果，忌食寒凉之物。

3. 对虫积腹痛者，在施以推拿止痛后，应予以驱虫药，求得彻底治愈。

第九节　头　痛

头痛，是以头部不适为主的一种自觉症状。可见于多种急慢性疾病中，很少单独发病，是小儿疾病中的一个常见症状。

《素问·风论》说："首风之状，头面多汗恶风，当先风一日则病甚，头痛不可以出内。"又说："风气循风府而上，则为脑风。"上述是说风邪可以引起头痛，伴多汗、恶风等外感症状。《小儿卫生总微论方》云："伤寒者……夏发者为热病，其候面赤，浑身壮热，头痛体疼，鼻塞身重，清涕咳嗽……"此是风寒化热之头痛。朱丹溪论头痛多是从痰、火、血虚三方面而言。他在《丹溪心法》中说："头痛多主于痰，痛甚者火多……血虚头痛，自鱼尾上攻头痛。"

【病因病机】

1. 风邪外侵

小儿肌肤嫩薄，卫外未周，经脉柔弱。若小儿调护不当，风邪外袭，由肌表客于经络，上犯巅顶，清阳之气受阻，而致头痛。

2. 胃火上炎

胃火亢盛，上炎于头窍，清阳不调而头痛。

3. 痰火头痛

脾虚生湿，湿聚成痰，痰郁化火，上扰清窍，阻遏清阳，可发生头痛。

【临床表现】

1. 风寒头痛

恶寒，发热，流涕，头痛时作，甚连及项背，口中不渴，舌苔薄白，脉浮，指纹淡红。

2. 胃火上炎

头痛连及两目，时痛时止，痛无定时，鼻干，遇热则痛甚，舌苔黄厚腻，脉数。

3. 痰火头痛

头痛伴头晕、目眩、恶心，时吐涎沫，胸闷，舌苔厚腻，脉滑数。

【治疗】

1. 风寒头痛

治则：祛风，散寒，止痛。

处方：开天门30次、推坎宫30次、运太阳30次、黄蜂入洞2分钟、揉一窝风2分钟、推三关40次、揉二扇门2分钟。

方义：方中开天门、推坎宫、运太阳，疏风散寒止痛；黄蜂入洞，祛风寒，通鼻窍；揉一窝风，发散风寒，通络止头痛；推三关，祛寒解表；揉二扇门，发汗解表。

2. 胃火上炎

治则：清胃火，止头痛。

处方：清板门5分钟、清肺经100次、清天河水50次、退六腑30次、开天门30次、运太阳30次、推坎宫30次、补肾经50次、揉二马3分钟。

方义：方中清板门，清胃火，止头痛；清肺经、清天河水、退六腑，清热止痛；开天门、运太阳、推坎宫，醒脑明目止痛；补肾经、揉二马，滋阴降火止痛。

3. 痰火头痛

治则：化湿祛痰，泻火止痛。

处方：补脾经200次、逆运内八卦50次、清肺经50次、清天河水30次、揉小天心2分钟、补肾水100次、揉二马3分钟、开天门30次、推坎宫30次、运太阳30次。

方义：方中补脾经，健脾化痰；逆运内八卦，理气化痰；清肺经、清天河水，清热化痰；揉小天心，清热镇惊止痛；补肾水、揉二马，滋肾阴；开天门、推坎宫、运太阳，醒神止头痛。

【预防与护理】

1. 小儿头痛，外感引起最多，因而预防感冒很重要。另外应当预防跌仆外伤。

2. 养成按时作息、劳逸结合的良好生活习惯；要注意环境安静，减少刺激，如灯光、噪音、震动等。

3. 头痛而兼呕吐痰涎者，注意清除呕吐物，头转向一侧，以免呕吐物呛入气管。

4. 对突然发热或非热剧烈头痛，兼见项强，呕吐或嗜睡，应立即到医疗机构就诊，明确诊断，采用中西医疗法，以免延误病情。

第十节　遗　尿

遗尿，俗称尿床。指 3 周岁以上的小儿，睡中小便自遗而不自知（后方觉）的一种疾病。

3 周岁以下的小儿，由于排尿受植物神经系统的交感神经和副交感神经调节，而大脑皮层对其有效的控制尚未建立，智力发育未完善，正常的排尿习惯尚未养成而遗尿；3 岁以上年长儿，膀胱的排尿功能开始受大脑皮层的有效控制，当膀胱胀满时，产生冲动，向上传至大脑皮层，如果大脑皮层解除对脊髓排尿中枢的抑制，膀胱逼尿肌即收缩而产生排尿，但由于贪玩少睡，精神过于疲劳，偶尔发生一二次遗尿，皆属生理，一般不以疾病而论之。

《素问·宣明五气篇》说："膀胱不利为癃，不约为遗溺。"《灵枢·本输》篇说："三焦者……入络膀胱，约下焦，实则闭癃，虚则遗溺。遗溺则补之，闭癃则泻之。"指出遗尿的病机，并提出相应治则。陈无择《三因极一病症方论·遗尿失禁症治》说："故有小涩而遗者，有失禁而出不自知……"此时期，医家提出"尿失禁"之名，这是一个大的进步。

【病因病机】

1. 下元虚冷

肾主水，膀胱为津液之腑。若肾与膀胱俱虚，不能温养下元，则气化失司，闭藏失职，水道失约，而为遗尿。或为冷气所侵，下焦不能制水液，使之出而不禁，而成遗尿。王肯堂《证治准绳·幼科·遗尿》说："肾与膀胱俱虚，而冷气乘之，故不能拘制，其水出而不禁，谓之遗尿。"

2. 肺脾气虚

肺居上焦，主一身之气，通调水道，下输膀胱，为水上之源；脾居中焦，制水在脾。若肺脾气虚，则无制无行，谓上虚不能摄于下，而为遗尿。尤在泾在《金匮翼·小便不禁》中说："有肺脾气虚，不能约束水道而病，为不禁也。"

【临床表现】

1. 下元虚冷

遗尿频繁，甚至一夜数次，兼见面色㿠白，形神疲乏，智力迟钝，腰腿乏力，小便清长，甚者肢冷畏寒，蜷卧而睡，脉缓沉迟无力。

2. 肺脾气虚

遗尿，尿频量少，兼面色㿠白，气短自汗，神疲乏力，形体消瘦，食欲不振，舌质淡，苔薄白，脉缓弱。

【治疗】

1. 下元虚冷

治则：温肾固涩。

处方：补肾经 100 次、推三关 100 次、揉外劳宫 5 分钟、揉丹田 3 分钟、擦腰骶部 100 次。

方义：方中补肾经，温补肾阳，温养下元；推三关、揉外劳宫，温阳散寒；揉丹田、擦腰骶部，温补命门之火，固涩下元。

2. 肺脾气虚

治则：益气固涩。

处方：补脾经 100 次、补肺经 100 次、补肾经 100 次、揉板门 3 分钟、揉外劳宫 5 分钟、按揉百会 3 分钟、揉丹田 2 分钟。

方义：方中补脾经、补肺经，补益肺脾之气，以摄下元；补肾经，温补下元；揉板门，健脾益胃；揉外劳宫，温阳益气；按揉百会，百会为诸阳之会，可升清阳；揉丹田，温阳散寒，以固下元。

【预防与护理】

1. 从幼儿期就开始培养其按时排尿习惯及合理的生活习惯。

2. 在白天不可使小儿过度疲劳，以免晚上遗尿。

3. 应积极预防和治疗引起遗尿的原发病。

4. 患儿睡前，不要吃流质食物，临睡前可令小儿小便。入睡后，注意遗尿时间，按时唤醒，从而养成自行按时排尿的习惯。

第十一节　脱　肛

脱肛，又称直肠脱垂，是指直肠的黏膜层或直肠和部分结肠向外脱出于肛门之外的病症。本病多发于 3～5 岁幼儿，一般并发其他疾病，因体质虚弱而致单纯脱肛者较少见。

小儿稚嫩之体，还处于发育阶段。直肠处，呈较直立位置（成人则有一定弯度），骶骨及尾骨较平，再加上肛提肌发育不完善，故易患此病。若有特殊情况，使腹压增加，则容易引起脱肛一证。

【病因病机】

1. 气虚

小儿素禀体虚，中气不足，气血薄弱，或因久泻、久痢不愈，正气耗损，中气下陷，升摄则无权，因而导致本病。

2. 实热

小儿受湿热之邪，湿热之邪下注肠中，或便秘积热大肠，液燥肠干，大便干结，迫肛外脱，而成脱肛。

【临床表现】

1. 气虚

便时肛门脱出，初期脱出较短，便后则自行回纳；久则脱出较长，须以手托送才能回纳。兼面色㿠白或萎黄，肌瘦体弱，饮食减少，精神倦怠，舌质淡白，指纹色淡。

2. 实热

直肠脱出不纳，红肿刺痛作痒，久则黏膜表面发生糜烂和溃疡，有血性分泌物，兼见口干，大便干结，小便短赤，苔黄，指纹色紫。

【治疗】

1. 气虚

治则：补中益气，升提固脱。

处方：补脾经 200 次、补肺经 100 次、补大肠 100 次、推三关 50 次、按揉百会 3 分钟、揉龟尾 2 分钟、推上七节骨 50 次、捏脊 7 次。

方义：方中补脾经，健脾益气；补肺经，补肺益气；补大肠，涩肠固脱；推三关，温中益气；按揉百会，升提中气；揉龟尾、推上七节骨，理气涩肠固脱；捏脊，健脾胃，补中益气。

2. 实热

治则：清热利湿，通便固脱。

处方：清脾胃经 100 次、清大肠 100 次、清小肠 100 次、退六腑 50 次、揉天枢 3 分钟、推下七节骨 30 次、揉龟尾 5 分钟。

方义：方中清脾胃经、清大肠、清小肠，清热泻滞，除湿热；退六腑，清热泻火；揉天枢，调理肠胃；推下七节骨、揉龟尾，导泻固脱。

【预防与护理】

1. 患儿勿过度疲劳，注意休息，以免加重病情。

2. 平时注意营养调理和饮食卫生，防止腹泻和便秘。

3. 脱肛继发于腹泻和便秘时，应积极治疗原发病，原发病治好了，脱肛亦随之而愈。

4. 小儿脱肛后应注意护理，每次大便后就用温开水洗净，并轻轻将脱出之直肠托上去。

5. 在治疗期间，避免蹲位排便，小婴儿取直大腿姿势把屎把尿；较大小儿取高盆（或将便盆放在一凳子上）排便，也可采取侧卧位或仰卧排便，以防止直肠脱出。